薬を飲んでいる患者への歯科治療

抜歯、インプラント治療を中心に

髙橋 哲 著
東北大学大学院歯学研究科 口腔病態外科学講座
顎顔面・口腔外科学分野 教授

クインテッセンス出版株式会社　2019
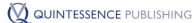

Berlin, Barcelona, Chicago, Istanbul, London, Milan, Moscow, New Delhi, Paris, Prague, São Paulo, Seoul, Singapore, Tokyo, Warsaw

はじめに

　インプラントの普及に伴い、口腔外科の立場から開業医の先生にセミナーを開く機会が増えた。講義資料を作りながら感じるのは、歯科を取り巻く社会の変化である。

　超高齢社会を迎え、われわれ歯科医師のところに訪れる患者はそのほとんどが何かしらの全身疾患を持っているといって良い。歯学部を卒業して35年が経過した。研修として口腔外科の医局に残り、全身管理や抜歯について学んだが、昔常識であったことの多くが非常識になっていることが何と多いことか。患者の問診で服薬している薬を聞いてみると、出てくるは出てくるは。まったく聞いたことのないような薬に遭遇するのは私だけではないと思う。抜歯をするにあたって薬を止めて良いのか続けるべきなのか、昔の知識は信用できない。また骨吸収抑制薬など薬剤に関連する顎骨壊死など、昔では考えもしなかった疾患も増えてきている。私自身、全身疾患の知識、近年使用されている薬、歯科治療について注意が必要な病気についてのブラッシュアップが必要だと痛感している。

　そこで本書では、抜歯やインプラントなど外科治療を必要とする患者が飲んでいる薬を"知ること"をまず第一目標に挙げた。そしてその薬から、患者の持つ全身疾患に関する"基礎中の基礎を学ぶ"ことを目指すことにした。さらに抜歯やインプラントなど外科治療を行うにあたって、服薬中の薬の中止や継続、周術期の管理、やってはいけないことなど、注意すべき事項について書いた。外科手術を行うにあたってのリスクマネージメントのために役立つよう、日常臨床で役立つよう、特に注意すべき疾患のみに焦点を当てた。"聞くは一時の恥、知らぬは一生の恥"、患者の問診でできるだけ多くの情報を得ることでリスクを回避できるよう、本書を大いに利用していただきたい。

　本書はクインテッセンス"Dental Implantology"の2017年に、6回シリーズで連載された"患者の服用薬から学ぶ 全身疾患症例のインプラント治療と周術期リスクマネージメント"を中心に必要な項目を付け加えてブラッシュアップしたものである。クインテッセンス出版の赤石　学さんにはDental Implantologyから本書の企画まで辛抱強くお付き合いいただきましたことを深謝いたします。

　また、本書を作成するにあたって当分野の医局員の皆さんには資料をはじめ多くの点で協力をいただきありがとうございました。特に下田　元先生には麻酔や全身管理について多くの示唆をいただいたことを感謝申し上げます。

2019年　盛夏
髙橋　哲

Contents

第1章　ステロイド剤を服用している患者 ... 11

1: はじめに―ステロイドとは?― ... 12
2: ステロイドにはどんな種類があるのか? ... 12
3: ステロイド療法の行われる疾患はどんなものがある? ... 13
4: ステロイドの作用とは? ... 13
5: ステロイドの長期投与・多量投与による副作用は? ... 14
6: インプラント治療を含む歯科治療で特に注意が必要な副作用とは? ... 15
　1 副腎の機能低下 ... 15
　2 易感染性(感染に弱いこと) ... 17
　3 骨粗鬆症 ... 17
7: ステロイド療法を受けている患者のインプラント治療における周術期管理 ... 18
8: ステロイド治療を受けている患者にインプラント治療を行った症例供覧 ... 18
　1 口腔内所見と治療薬 ... 18
　2 インプラント治療を行ううえでの本症例の問題点 ... 19
　3 処置および経過 ... 19
9: おわりに ... 23

第2章　抗血栓薬を服用している患者 ... 25

1: はじめに ... 26
2: 抗血栓療法とは? ... 26
　1 抗血小板療法 ... 26
　2 抗凝固療法 ... 26
　3 血栓溶解療法 ... 26
3: 抗血栓療法の適応疾患は? ... 27
4: 抗血栓療法薬にはどのようなものがあるか? ... 28
　1 抗凝固薬 ... 28
　2 抗血小板薬 ... 29
5: 抗血栓薬服用患者の観血的処置を必要とする歯科治療 ... 30
　1 ワルファリン服用患者の抜歯 ... 30
　2 DOAC服用患者の抜歯 ... 32
　3 抗血小板薬服用患者の抜歯 ... 33

- 4 複数の抗血小板薬併用患者または抗凝固薬と抗血小板薬併用患者の抜歯 ... 33
- 5 抗血栓薬服用患者の抜歯以外の観血的歯科処置 ... 33
- 6 インプラント埋入術でのワルファリンのPT-INRの設定は？ ... 34
- 7 一般開業医と病院口腔外科での処置のすみわけは？ ... 34

6：**抗血栓薬服用患者の局所止血法** ... 35
- 1 圧迫止血法 ... 35
- 2 塞栓法（タンポナーデ法） ... 35
- 3 骨組織止血法 ... 36
- 4 局所止血材による止血法 ... 36
- 5 止血シーネ ... 38

7：**おわりに** ... 39

第3章　骨吸収抑制薬を服用している患者 ... 41

1：**はじめに** ... 42

2：**骨吸収抑制薬とは？** ... 43
- 1 ビスフォスフォネート製剤 ... 43
- 2 RANKL阻害薬 ... 43
- 3 その他の非ビスフォスフォネート薬 ... 46

3：**MRONJとはどういうものか？** ... 47
- 1 MRONJの診断 ... 47
- 2 MRONJの鑑別診断 ... 47
- 3 MRONJの発生頻度 ... 47
- 4 MRONJにおけるリスク因子 ... 48
- 5 MRONJの病期（ステージング） ... 49

4：**MRONJ服用患者の周術期管理** ... 49
- 1 患者教育 ... 49
- 2 骨吸収抑制薬・血管新生阻害薬による治療開始前の歯科治療 ... 50
- 3 骨吸収抑制薬による治療中の歯科治療 ... 51
- 4 MRONJと診断された患者の歯科治療 ... 52

5：**MRONJの治療** ... 52
- 1 ステージングに基づいたMRONJ治療の最近の考え方 ... 52
- 2 MRONJに有効な抗菌薬 ... 52
- 3 MRONJ発生患者の骨吸収抑制薬の休薬 ... 52

Contents

- 4 その他の治療法 ... 53
- 5 症例供覧 ... 53
- 6: おわりに ... 55

第4章　糖尿病患者

- 1: はじめに ... 58
- 2: 糖尿病とは? ... 58
    - 1 いまさら聞けない、糖尿病って何? ... 58
    - 2 原因と病態は? ... 58
    - 3 どんな自覚症状がある? ... 59
    - 4 合併症は? ... 59
    - 5 診断は? ... 60
    - 6 治療目標、方法は? ... 60
    - 7 使用される薬 ... 61
- 3: 糖尿病患者が来院したら ... 64
    - 1 糖尿病患者の治療にあたりまず気をつけることは? ... 64
    - 2 糖尿病患者の問診の取り方 ... 64
    - 3 糖尿病患者におけるインプラント治療を含む歯科治療の注意点 ... 64
- 4: 糖尿病患者のインプラント／外科治療 ... 65
    - 1 インフォームドコンセントと患者教育 ... 66
    - 2 血糖のコントロールからみたインプラント手術の可否および周術期管理 ... 66
    - 3 低血糖症に対する予防処置 ... 66
    - 4 診療中に低血糖症になった場合どうすればよいか? ... 67
- 5: 糖尿病患者のインプラントメインテナンス ... 67
    - 1 糖尿病患者のメインテナンスの要点 ... 67
    - 2 インプラント周囲炎に罹患した場合の対応 ... 67
- 6: 症例供覧 ... 68
    - 1 1型糖尿病患者における低血糖症に対する処置 ... 68
    - 2 インプラント周囲炎から重篤な蜂窩織炎を生じた症例 ... 69
- 7: おわりに ... 72

第5章　高血圧患者 ... 73

- 1: はじめに ... 74
- 2: 高血圧症とは? ... 74
  - 1 いまさら聞けない、高血圧症って何? ... 74
  - 2 どんな自覚症状があるの? ... 74
- 3: 高血圧の診断と分類 ... 74
  - 1 高血圧基準値 ... 74
  - 2 診察室血圧測定と血圧値の分類 ... 77
- 4: 高血圧症の治療はどのように行われるのか? ... 78
  - 1 高血圧治療の目的と治療計画 ... 78
  - 2 降圧目標 ... 79
  - 3 生活習慣の修正 ... 79
  - 4 降圧薬治療の基本 ... 80
  - 5 降圧薬にはどんな種類があるの? ... 80
  - 6 高血圧の患者が来院したらどうする? ... 81
- 5: 高血圧症患者のインプラントを含む歯科治療の問題点 ... 83
  - 1 バイタルサインは必須 ... 83
  - 2 重症度に基づいた歯科治療 ... 83
  - 3 歯科治療中の血圧の変動幅をあらかじめ把握しておく ... 83
  - 4 歯科治療時の諸注意 ... 83
- 6: 局所麻酔薬の使い方 ... 84
  - 1 歯科治療のストレスとアドレナリン ... 84
  - 2 高血圧の重症度とアドレナリン含有局所麻酔薬使用 ... 84
  - 3 アドレナリンの投与量 ... 85
  - 4 シタネスト・オクタプレシン®（一般名：プロピトカイン・フェリプレシン） ... 85
  - 5 スキャンドネスト®（一般名：メピバカイン） ... 85
  - 6 血圧変動と歯科用局所麻酔薬の使用 ... 85
- 7: 高血圧緊急症（高血圧脳症） ... 85
- 8: 高血圧患者へのインプラント埋入の周術期管理 ... 86
- 9: 血圧が著しく上昇したら?　ドクターストップ! ... 86
- 10: おわりに ... 87

Contents

第6章　がん化学療法患者 ... 91

1: **はじめに** ... 92
2: **抗がん剤にはどんなものがあるのか？** ... 92
    1　いまさら聞けない、抗がん剤とは？ ... 92
    2　抗がん剤の種類 ... 92
3: **抗がん剤による口腔内の有害事象** ... 93
    1　口腔粘膜炎とは？ ... 94
    2　抗がん剤による口腔粘膜炎以外の他の有害事象 ... 99
4: **免疫抑制薬とは？** ... 100
    1　免疫抑制薬にはどんなものがある？ ... 100
    2　免疫抑制薬の副作用は？ ... 101
5: **がん化学療法（免疫抑制薬使用を含む）の歯科治療時の注意点は？** ... 101
    1　がん化学療法開始後の免疫系の変化 ... 101
    2　がん化学療法前の歯科治療 ... 101
    3　がん化学療法中の歯科治療の原則 ... 101
    4　化学療法中の抜歯は可能か？ ... 102
    5　化学療法後の歯科治療は？ ... 102
    6　インプラントの撤去は必要か？ ... 102
6: **おわりに** ... 104

第7章　虚血性心疾患患者 ... 105

1: **はじめに** ... 106
2: **虚血性心疾患とは？** ... 106
    1　心臓の形態と機能 ... 106
    2　いまさら聞けない、虚血性心疾患って何？ ... 106
    3　虚血性心疾患の診断は？ ... 107
3: **狭心症とは？** ... 107
    1　臨床症状 ... 107
    2　分類 ... 108
    3　狭心症の診断は？ ... 108
    4　狭心症の治療 ... 109

- 5 狭心症患者における歯科治療 ... 111
- **4：心筋梗塞とは？** ... 115
  - 1 心筋梗塞の病態は？ ... 115
  - 2 症状は？ ... 116
  - 3 急性心筋梗塞の診断は？ ... 118
  - 4 心筋梗塞の治療は？ ... 118
  - 5 心筋梗塞の既往をもつ患者の問題点 ... 118
  - 6 心筋梗塞患者における歯科治療 ... 121
- **5：おわりに** ... 123

第8章　心臓弁膜症および感染性心内膜炎のリスクのある患者 ... 125

- **1：はじめに** ... 126
- **2：心臓弁膜症とは？** ... 126
  - 1 心臓の構造と弁の位置 ... 126
  - 2 弁の閉鎖不全と狭窄 ... 126
  - 3 原因は？　種類は？ ... 126
  - 4 弁膜症の症状は？ ... 128
  - 5 心臓弁膜症における歯科治療の注意点 ... 128
- **3：感染性心内膜炎（Infective Endocarditis＝IE）って何？** ... 128
  - 1 定義 ... 128
  - 2 どの部位に疣腫を生じるのか？ ... 128
  - 3 原因は？ ... 128
  - 4 IEを引き起こしやすい疾患は？ ... 129
  - 5 基礎疾患で気をつけるべき疾患は？ ... 130
  - 6 臨床症状は？ ... 130
  - 7 IEの診断は？ ... 130
  - 8 起因菌は？ ... 131
  - 9 IEを起こしやすい患者の問診をどうとるか？ ... 131
  - 10 IEの予防としての歯科処置 ... 131
  - 11 IEを起こしやすい患者の歯科治療の注意点 ... 133
- **4：おわりに** ... 136

Contents

第9章　心不全患者 ... 139

- 1: **はじめに—心不全とは？—** ... 140
- 2: **心不全の病態と症状** ... 140
  - 1 左心不全の病態 ... 140
  - 2 右心不全の病態 ... 140
  - 3 心不全の症状は？ ... 140
- 3: **心不全の原因疾患は？** ... 142
- 4: **心不全の重症度分類** ... 142
  - 1 NYHAの心機能分類 ... 142
  - 2 AHA/ACC(American Heart Association/American College of Cardiology)ステージ分類 ... 143
- 5: **心不全の診断は？** ... 143
  - 1 聴診 ... 143
  - 2 胸部X線検査 ... 143
  - 3 心電図検査 ... 144
  - 4 心エコー検査 ... 144
  - 5 血液検査 ... 144
- 6: **心不全の治療** ... 144
  - 1 急性心不全の治療 ... 144
  - 2 慢性心不全の治療 ... 144
  - 3 心不全のステージ別の薬物治療の実際 ... 147
- 7: **心不全患者の歯科治療の問題点** ... 147
  - 1 心不全患者の問診の取り方 ... 148
  - 2 心不全の重症度(NYHAの分類)による歯科治療の注意点 ... 148
  - 3 治療中の配慮 ... 149
  - 4 服用している薬と投薬に対する配慮 ... 149
- 8: **おわりに** ... 149

INDEX ... 151

第1章 ステロイド剤を服用している患者

▶▶ ステロイド剤を服用している患者

1：はじめに
─ステロイドとは？─

　ステロイドは「万病の薬」として知られている。強い抗炎症作用と免疫抑制作用をもち、さまざまな病気の治療に使われる。しかし、一方でさまざまな副作用を持っている。

　副作用の中には軽症のものから、出現したらただちに対応しなければならない重症副作用がある。したがって**「ステロイド薬はもろ刃の剣」**といわれる。しかし、現在なお、ステロイド薬以外に有効な治療薬のない疾患や病態があることも事実である。歯科の臨床の中でもっとも頻繁に使われるのは、いわゆる口内炎の薬として知られるオルテクサー（ケナログの後発品）やアフタゾロンのような軟膏、すなわち局所に用いる外用薬である。しかし、ステロイドは副腎皮質ホルモンであり、**全身的に長期に使用すると、体内からの副腎皮質ホルモンの産生が抑えられる。このことが歯科治療、特に抜歯やインプラント治療においては、後に述べる「離脱症候群」の出現につながる可能性があり、**大変重要である。

　ステロイドホルモンとは、ステロイド骨格と呼ばれる化学構造をも持つホルモンの総称で、作用により、性ホルモン（アンドロゲン、黄体ホルモンなど）、糖質コルチコイド（グルココルチコイド）、鉱質コルチコイド（ミネラルコルチコイド）などに分類される。ステロイドホルモンは副腎から産生される。副腎は腎臓の隣にあり、大きく2層構造をしている。中胚葉由来の副腎皮質および外胚葉由来の副腎髄質からなり、副腎皮質からは上述の多種のホルモンが分泌され、それらをまとめて副腎皮質ホルモンと総称している。副腎髄質からは、カテコラミンホルモンであるエピネフリン（アドレナリン）、ノルエピネフリン（ノルアドレナリン）が分泌され、身体のストレス反応の調節を行っている。

2：ステロイドには
どんな種類があるのか？

　ステロイドは大きな有用性があるが、一方では重い副作用があるため、**その副作用を限りなく軽くする試みとして、多くの合成ステロイド剤が開発された。**合成ステロイド剤は、作用時間で分けると短時間作用するものとしてコルチゾール、中時間作用のものとしてプレドニゾロン、トリアムシノロン、長時間作用のものとして、デキサメタゾン、ベタメタゾンがある。ステロイドは力価と半減期を考慮して使用することが多い。**表1-1**にステロイドの種類と力価をまとめた。

　通常ヒドロコルチゾンを「1」として力価を表す。このような作用時間での分類に加え、ステロイドには剤形による分類がある。内用剤としては錠剤が一般的で、**表1-2**に示したように、通常1錠注にはコルチゾール

表1-1　合成ステロイド剤の種類と力価

商品名	ステロイド成分名	ステロイド種類	ヒドロコルチゾンを1とした力価	半減期(hr)	分類
コートリル	ヒドロコルチゾン	コルチゾール	1.0	8-12	短時間作用型
ソル・コーテフ	コハク酸ヒドロコルチゾン				
サクシゾン					
プレドニン	プレドニゾロン	プレドニゾロン	4.0	12-36	中時間作用型
プレドニゾロン					
メドロール	メチルプレドニゾロン				
ソル・メドロール	コハク酸メチルプレドニゾロン				
レダコート	トリアムシノロン	トリアムシノロン	5.0	24-48	
ケナコルトA	トリアムシノロンアセトニド				
オルガドロン	デキサメタゾン	デキサメタゾン	25.0	36-54	長時間作用型
デカドロン					
リンデロン	ベタメタゾン	ベタメタゾン			

表1-2 代表的なステロイドの剤形

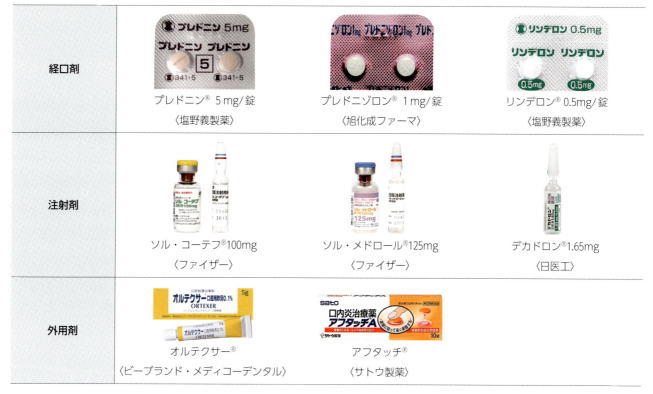

20mgと同じ力価の合成ステロイドが含まれている。一般に、健常人の副腎からは1日約10mgのコルチゾールが分泌されており、ステロイドの錠剤はだいたいその量か、やや多めの量に合わせている。

ステロイドには経口剤の他に注射剤、外用剤がある。われわれ歯科医師になじみのある口内炎治療薬、オルテクサー口腔用軟膏(ケナログ口腔用軟膏の後発品、一般名：トリアムシノロンアセトニド)はトリアムシノロンを用いた中時間作用型のステロイド外用剤で、アフタゾロン口腔用軟膏(一般名：デキサメタゾン)は長時間作用型の外用ステロイド剤である(**表1-2**)。

3：ステロイド療法の行われる疾患はどんなものがある？

ステロイド療法が行われる疾患はきわめて多岐にわたっていて、「万能薬」的な存在である。その適応は湿疹、虫刺され、口内炎から膠原病や悪性腫瘍など、難治性の疾患に及ぶ。主なものを**表1-3**に示す。

ステロイドの絶対的な適応症としては、関節リウマチやシェーグレン症候群のような自己免疫疾患、悪性リンパ腫や血小板減少性紫斑病のような血液疾患、帯状疱疹や多型性浸出性紅斑などの粘膜皮膚疾患、ネフローゼ症候群などの腎疾患、気管支喘息などの呼吸器疾患、重症筋無力症などの神経系疾患などである。

4：ステロイドの作用とは？

ステロイドには、以下の作用がある。
①抗炎症作用
②免疫抑制・抗アレルギー作用
③代謝作用
④脂質代謝作用
⑤骨代謝に対する作用

この中でも、特に覚えておくべき主な作用を**表1-4**に示す。

▶▶ ステロイド剤を服用している患者

表1-3 ステロイド療法の行われる疾患

疾患	症状
自己免疫疾患	関節リウマチ、SLE、多発性筋炎、シェーグレン症候群
血液疾患	悪性リンパ腫、白血病、血小板減少性紫斑病、溶血性貧血
粘膜皮膚疾患	多型性滲出性紅斑、帯状疱疹、円形脱毛症
腎疾患	ネフローゼ症候群、慢性腎炎、腎移植
呼吸器疾患	気管支喘息、肺線維症、サルコイドーシス
神経系疾患	多発性神経症、神経ベーチェット、重症筋無力症

表1-4 ステロイドの主な作用

抗炎症作用	・ステロイド-ステロイド受容体は、アラキドン酸カスケードの中で、炎症部位で誘導されてくるシクロオキシゲナーゼ2 (COX-2)の誘導を抑制することで、プロスタグランディン(PG)類によって引き起こされる血管拡張、血管の透過性口唇から起こる白血球の遊走やブラジキニン増強作用による痛みを抑制する。
免疫抑制作用	・マクロファージの活性を抑制し、IL-1の産生を抑制することが知られている。 ・また、IL-2の産生を抑制することで、Th1の細胞障害性T細胞への分化を抑制し、マクロファージの貪食能、NK細胞活性にともなう遅延型アレルギーを抑制することで、それらが産生する炎症性サイトカイン(IL-1、6、8)が起こす炎症を止める。IL-2はB細胞が抗体産生細胞へ分化するのに必要なことから、抗体産生能(IgEなど)も抑制する。
骨代謝に対する作用	・ステロイドは骨芽細胞のアポトーシスを誘導し、骨芽細胞の寿命の短縮をもたらし、骨芽細胞は減少する。また骨細胞のアポトーシスも誘導し、骨細胞アポトーシス増加により骨密度減少前にbone strengthが減少し骨折が起こりやすくなる。ステロイド投与では破骨細胞数は保たれるとされ、骨芽細胞数が減少し破骨細胞数は変わらないため、差し引き骨量は減少する。 ・骨代謝マーカーである、オステオカルシン、アルカリフォスファターゼ、I型プロコラーゲンC末端ペプチドの低下が起こり骨形成能は低下する。加えて、腸管からのカルシウムの吸収を抑制し、体内のカルシウム量を減少させたり、尿中への排泄を促進する作用を持つ。したがって、ステロイドを長期投与している患者は骨粗鬆リスクが高い。

5：ステロイドの長期投与・多量投与による副作用は？

ステロイドの内用剤は、副腎から分泌されているコルチゾールとほぼ同じものである。このコルチゾールは、平均すると1日20mgぐらい(プレドニゾロンに換算してほぼ5mg弱)が分泌されている。また分泌の仕方は朝から午前中に多く、夕方から夜にかけて少ないという日内変動がある。このホルモンを薬として用いると、ホルモン作用が強く出て、副作用が出現する。

ステロイドの副作用には、生命にかかわったり、その後の生活に大きな影響を与える重い副作用と、表面的で、薬の減量にともなって徐々に回復してくる軽い副作用がある。また長期間投与で現れるものと大量投与で現れやすいものがある。主な副作用を表1-5に示す。

ステロイドの重い副作用として、
①副腎機能の低下
②易感染性(感染に弱いこと)
③糖尿病
④胃潰瘍

表1-5　ステロイド療法による副作用

大量投与で現われるもの	長期投与で現われるもの
易感染性（抗炎症・免疫抑制により感染に弱いこと）	副腎機能の低下
糖尿病	骨粗鬆症
胃潰瘍	高脂血症・高血圧
精神症状	筋力低下・筋肉痛
ムーンフェイス・中心性肥満	白内障・緑内障

ステロイド治療で特に問題となるのは副作用である。特に、この感染しやすい抗炎症、免疫抑制作用であり、またステロイドの投与による副腎機能の低下が問題となる。糖尿病、胃潰瘍や骨粗鬆症など、注意しなければならない副作用がある。

⑤骨粗鬆症

などが挙げられる。軽い副作用には、

①ムーンフェイス（中心性肥満）
②にきび様皮疹

などが挙げられる。

6：インプラント治療を含む歯科治療で特に注意が必要な副作用とは？

ステロイドの副作用として特に注意が必要なのは、1．副腎の機能低下、2．易感染性、3．骨粗鬆症である。以下、それぞれについて解説していく。

1　副腎の機能低下

コルチゾールなどのホルモンは、普通の生活やストレスが加わった時などを通じて、生体の向上性とその維持に欠かすことのできないホルモンである。まず視床下部から下垂体を刺激するホルモンが出て、さらに下垂体から副腎皮質刺激ホルモン（ACTH）が出され、副腎皮質にコルチゾールを産生させる。コルチゾールがたくさん出ると、これを感知してACTHの分泌が減り、コルチゾールの産生が抑制される（**図1-1**）。

ステロイドを内服していると、この「視床下部・下垂体・副腎系」の働きが抑制される。たとえばプレドニゾロンを20mg以上服用した場合、すべての人でこの「視床下部・下垂体・副腎系」の機能不全が少なからず起きている。歯科治療においても抜歯やインプラント手術などのストレス侵襲が生じると、ホメオスタシスを保つために通常量の5～10倍にあたる最大100mgのコルチゾールが分泌されるといわれる。

ステロイドを長期間投与されている患者では、このようなストレス侵襲に対応するためのステロイドホルモンの分泌が抑制されている。したがって、侵襲が加わった場合、ステロイドホルモンの不足をきたし、離脱症候群

COLUMN

"副腎クリーゼ"とは？

"クリーゼ"とは英語のcrisisすなわち"危機"を示しステロイドホルモンの不足によって起きる、致命的状況に至る病態である。重篤な症状を呈し、血圧低下をきたしショック状態に陥る。慢性副腎不全患者に手術のストレス（感染、外傷、外科治療など）が加わり、ステロイド需要量が増加した場合と、治療目的で長期服用中のステロイド薬が不適切に減量・中止が行われた時に発生する。症状としては全身倦怠感、消化器症状（嘔吐、腹痛、便秘）、体重減少、低血圧、発熱、関節痛など、特異性で、自他覚症状に乏しい。消化器症状や発熱が前面に出ると、急性腹症と誤診される場合もある。

副腎クリーゼの治療には、5Sの原則すなわち、ナトリウム（salt）、糖（sugar）、ステロイド（steroid）、血圧管理（support）、原疾患の探索（search）が適用され、生理食塩水、ブドウ糖液、ヒドロコルチゾンの静脈内投与が基本とされる。

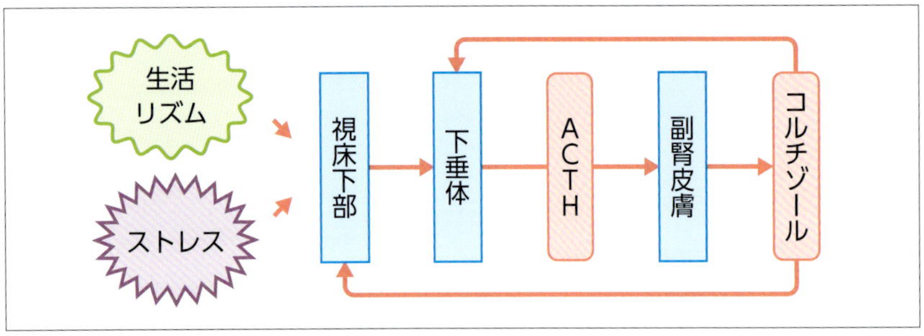

▶▶ ステロイド剤を服用している患者

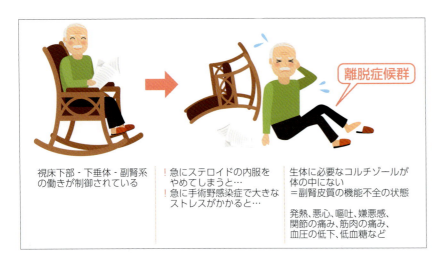

図1-1 視床下部‐下垂体‐副腎系によるコルチゾールの分泌調節。コルチゾールが多く出ると、フィードバック機構により、ACTHの分泌が減り、結果としてコルチゾールの過剰な産生が抑制される。(文献1より引用・改変)

図1-2 離脱症候群。ステロイドを長期に投与されている患者では視床下部‐下垂体‐副腎系の働きが抑制されており、急に手術などで大きなストレスがかかると、生体に必要なコルチゾールが不足し、さまざまな症状を呈し、ひどい場合にはショック状態に陥ることもある。(文献1より引用・改変)

あるいは急性副腎不全(副腎クリーゼ)と呼ばれる状態となり、術中・術後に血圧低下にともなう循環不全やショック、発熱、さらには嘔気や嘔吐、腹痛・下痢などの消化器症状、低血糖、電解質の異常などの症状を呈する(図1-2)。

したがって、このようなコルチゾールの分泌が抑制されている可能性のある患者に対しては、ステロイドホルモンの補充が必要となり、これを「ステロイドカバー」と呼ぶ。

1 ステロイドカバーが必要な患者とは？

3週間以内のステロイド服用患者や、プレドニゾロン5 mg以内を朝に服用している患者は原則としてステロイドカバーは必要ない。しかし、次のような場合にはステロイドカバーは必要となる。

①術後6ヵ月以内に4週間以上ステロイド投与を受けている場合
②術前6ヵ月以内にコルチゾール1 g以上あるいは同等以上のステロイド投与を受けている場合
③アジソン病の患者、または両側副腎摘出術や下垂体摘出術の既往およびこれらの手術予定の患者
④ACTH刺激試験などで副腎機能低下が明らかな患者

実施にあたってステロイドカバーが必要かどうかは、患者の主治医の判断による。

2 歯科ではどんな処置でステロイドカバーが必要か？

保存処置など、ストレスがかからない歯科処置については、ステロイドカバーは不要である。1本程度の抜歯であれば、1日の投与量の2倍量を当日朝に服用しても

表1-6 ストレスの程度によるステロイドカバー

歯科処置内容	ステロイドカバー
保存処置	不要
1本程度の抜歯	1日の投与量の2倍量を当日朝に服用
埋伏歯抜歯 インプラント埋入 歯周外科	・1時間前にソル・コーテフ100mgまたはソル・メドロール125mg筋注 ・治療後に通常の2倍量投与

らう。埋伏抜歯やインプラント1本の埋入手術、歯周外科手術などでは、1時間前に、ソル・コーテフ100mgまたはソル・メドロール125mgを筋注する。また、治療後に通常の2倍量投与する（**表1-6**）。

3 誰がステロイドカバーを行うか？

ステロイドカバーは内科などの主治医が行うか、あるいは主治医の指示に従って歯科医師が行うこともある。したがって歯科医師は主治医としっかり対診をして、どんな処置を行うのか、手術時間はどれくらいなのか、抜歯を基準として手術侵襲はどのくらいなのか、などを詳しく説明し、**まずはステロイドカバーが必要かどうかを聞く**。

次に**どのタイミングで誰がステロイドカバーを行うか確認する**。経口で行うこともあるが、静注のこともある。また手術翌日は通常、それまで服用していた量を経口で再開するが、再開時の量などについても問い合わせを行う。また万が一離脱症候群が起きた場合、**緊急で対応できるような病院と十分連携をとっておくことも重要**である。

2 易感染性（感染に弱いこと）

ステロイド療法を受けている患者は、一般的に、細菌や、ウイルス、真菌による感染症の危険性は、用量依存的な増加を示すとされる。プレドニゾロンで20mg/日以上の服用のとき、感染症の発生頻度は約2倍になるといわれている。ほかに、感染リスクに影響を与えるものは、慢性呼吸器疾患などの基礎疾患、併用している免疫抑制剤の存在、環境（入院中など）が含まれる。ステロイド療法を受けている患者の歯科治療の中でも、**インプラントの埋入や骨造成などのインプラント外科手術、あるいは抜歯のような外科治療においては、ステロイドの抗炎症・免疫抑制作用から感染に弱い**ということ、創傷の治癒不全をきたしやすいという点である。また糖尿病を合併している場合や、喫煙者ではとくにリスクが高いので注意が必要である。対策としては抗菌薬の予防投与を行う。あるいは術後の投与期間をやや長めにする。

3 骨粗鬆症

前述のように、ステロイド療法を受けている患者は骨粗鬆症のリスクが高い。インプラント治療を行うにあたって重要なのは、骨粗鬆症にともなうリスクの増加である。ステロイド療法は手術の重要な疾患で長期に投与されていることが多く、インプラント治療にあたっては十分なリスクマネージメントのみならず、長期のメインテナンスにおいても注意が必要となる。

第2回ITIコンセンサス会議の提言によれば、インプラント治療のリスク患者群で、グループ1のHigh risk factorsの患者群の、1．重篤な全身疾患（関節リウマチ）、2．免疫不全患者が、ステロイド療法を受けている患者にあたる。したがってこれらの患者へのインプラント治療には特別な配慮が必要と思われる（**表1-7**）。

ステロイド性骨粗鬆症の予防とそのガイドラインでは、3ヵ月以上のステロイド投与例に対してはビスフォスフォネート製剤が第一選択とされている。そこでインプラント埋入や抜歯などの歯科処置ではビスフォスフォネートによる顎骨壊死、BRONJの問題が出てくる（BRONJについては、第3章で詳しく述べている）。

▶▶ ステロイド剤を服用している患者

表1-7 インプラント治療のリスク患者群（文献2より引用・改変）

グループ1 非常に高いリスク (High risk factors)	❶重篤な全身疾患 ・関節リウマチ ・骨軟化症、骨形成不全症
	❷免疫不全患者 ・HIV ・免疫抑制剤服用
	❸薬物中毒患者
	❹ノンコンプライアンスの患者 ・心理的、精神的障害
グループ2 高いリスク (Risk factors)	❶心理的、精神的障害
	❷重篤な糖尿病（特にⅠ型）
	❸出血性障害 ・出血性素因 ・薬物による抗凝固作用
	❹1日の投与量の2倍量を当日の朝服用 ・重篤な喫煙癖

7：ステロイド療法を受けている患者のインプラント治療における周術期管理

　全身性エリテマトーゼス、関節リウマチ、シェーグレン症候群にてステロイド療法を受けていた患者に対してインプラント治療を行った症例を提示し、周術期管理について説明する（**症例1-1**）。前述のように、本症例はITIコンセンサス会議の提言によれば"High risk factors"の患者であり、大学病院での十分な管理で行った症例であることに注意されたい。

8：ステロイド治療を受けている患者にインプラント治療を行った症例供覧

　症例の概要は次ページの上部に記載したが、以下ではより詳しい診断・考察が必要な項目について解説する。

1　口腔内所見と治療薬

① 口腔内所見

　口腔乾燥があり、唾液分泌量は低下している（安静時唾液 0.2ml/m、刺激時唾液 0.7ml/m）。⎡6 5⎤欠損、⎡6 7⎤は残根状態であった。下顎の可撤床義歯はあるものの床下粘膜の潰瘍が頻発し、使用していなかった。開咬や咬合偏位は認めない（**図1-3a〜e**）。パノラマX線写真では⎡5、⎡6部に軽度の骨吸収を認めた。⎡6、⎡7周囲にはほとんど骨吸収は認めなかった。リウマチの症状として両側下顎頭の骨破壊を認める。

② 治療薬の変遷

　治療薬は初診時には副腎ステロイドや免疫抑制剤、抗リウマチ薬を服薬していた。また2005〜2009年までビスフォスフォネート製剤（BP製剤）であるエチドロン酸二ナトリウムを服薬していた。現在では、メトトレキサートや生物学的製剤であるエタネルセプト（TNF阻害薬）を服薬している（**表1-8**）。

| 症例 1-1 | ステロイド療法を受けている患者にインプラント治療を行った症例（図1-3〜10）|

- ◆ **患者年齢、性別**………46歳、女性
- ◆ **初診日**………2000年10月
- ◆ **主　　　　訴**………咀嚼障害とインプラント治療希望
- ◆ **既　　往　　症**………全身性エリテマトーゼス、シェーグレン症候群、関節リウマチにてステロイド療法を受けている。他に骨粗鬆症、橋本病、日光過敏症、間質性肺炎がある。
- ◆ **現　　病　　歴**………数年前より下顎可撤床義歯を繰り返し調整するも床下粘膜に潰瘍が頻発し、義歯は使用していなかった。インプラント治療の強い希望があり、紹介来院した。
- ◆ **全　身　所　見**………左手関節腫脹、手指の変形がある。

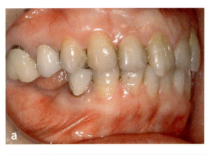
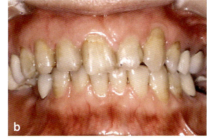
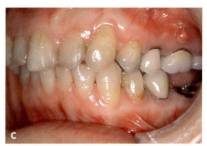
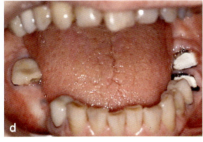
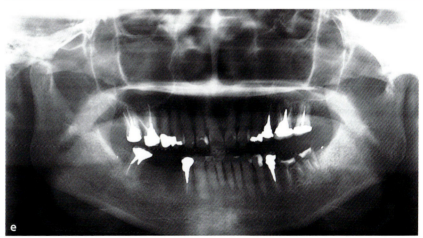

図1-3 a〜e 初診時の状態。6 5|に欠損を認める。右側下顎臼歯部には可撤床義歯があったが、頻繁に床下粘膜に潰瘍が生じることから使用していなかった。|6 7は残根状態であった。パノラマX線写真では、両側関節突起と下顎頭には骨吸収を認めるも、顎関節症状は認めない。

2　インプラント治療を行ううえでの本症例の問題点

　関節リウマチを含め、複数の自己免疫疾患にてステロイド療法を長期にわたり受けている。シェーグレン症候群によると思われる口腔乾燥・口腔粘膜の脆弱性も認められる。全身的なリスクは非常に高く、グループ1のHigh risk factorsの患者である。インプラント埋入などの外科処置では易感染性に注意が必要である。さらに手術にあたってステロイドカバーを行う必要がある。ステロイド性骨粗鬆症があり、インプラント治療を行うには骨量・骨質の問題がある。また、初診時は投薬されていなかったが、ビスフォスフォネート製剤の投与が考えられ、BRONJの可能性もある。これらを患者には十分に説明し、インフォームドコンセントを得たうえで慎重に治療を進めることにした（**表1-9**）。

3　処置および経過

　表1-10に、本症例の経過と外科処置および周術期管理についてまとめた。まず|6 7を抜歯した。普通抜歯で主治医との対診でステロイドカバーは必要ないと判断

▶▶ ステロイド剤を服用している患者

表1-8　本症例における治療薬（リウマチ薬）の変遷

初診時	・プレドニゾロン　　　　　　　12mg/day　　　　副腎皮質ステロイド ・アザチオプリン　　　　　　　100mg/day　　　免疫抑制薬 ・サラゾスルファピリジン　　　1,000mg/day　　抗リウマチ薬 ・（2005〜2009年まで、ビスフォスフォネート製剤、アクトネル®）
現在	・プレドニゾロン　　　　　　　8 mg/day ・メトトレキサート　　　　　　8 mg/week ・サラゾスルファピリジン　　　1,000mg/day ・抗TNF療法（エタネルセプト）を2010年から開始（エンブレル®）

表1-9　本症例でのインプラント治療を行ううえでの問題点

疾患および服薬	問題点	対処法
コルチゾール	ステロイド長期投与による易感染性	・感染対策 ・抗菌薬の予防投与
	ステロイド長期投与による副腎機能の低下	ステロイドカバー
	ステロイド性骨粗鬆症による骨の脆弱	骨量・骨密度の評価
	ステロイド性骨粗鬆症によるビスフォスフォネート（BP）製剤投与	・BRONJの予防 ・術前のBP製剤休薬 ・BP製剤から他の薬への変更
シェーグレン症候群	口腔乾燥による口腔粘膜の脆弱性	インプラント義歯の慎重なメインテナンス

表1-10　本症例における外科治療と周術期管理

時期	外科	周術期管理
Step 1	抜歯	・抗菌薬予防投与（セフジニル）
Step 2：4ヵ月後	6̅、5̅部 インプラント埋入	・抗菌薬投与（セフジニル＋セファゾリンナトリウム 1 g d.i.v.） ・ステロイドカバー（ヒドロコルチゾン 100mg）
Step 2：1ヵ月後	6̲、7̲部 インプラント埋入	・抗菌薬投与（セフジニル＋セファゾリンナトリウム 1 g d.i.v.） ・ステロイドカバー（ヒドロコルチゾン 100mg）
Step 3：8年後	6̲、7̲抜歯 ソケットプリザベーション	・3ヵ月前　BP製剤（エチドロン酸二ナトリウム） 　休薬　→　ビタミン製剤に変更 ・抗菌薬予防投与（セフジニル）
Step 4：6ヵ月後	6̲、7̲部 ソケットリフト、インプラント埋入	・抗菌薬投与（セフジニル＋セファゾリンナトリウム 1 g d.i.v.） ・ステロイドカバー（ヒドロコルチゾン 100mg）

した。抜歯後の経過は問題なく、4ヵ月後のCTによる骨の評価では骨量、骨密度ともにインプラント埋入には問題ないと考えられた（図1-4）。

　口腔内の清掃状態も問題なかった。抜歯4ヵ月後に静脈内鎮静法下にてステロイドカバー（ヒドロコルチゾン100mg）と抗菌薬（セファゾリンナトリウム1g）の術前投与を行い、通法どおり5̅相当部と6̅相当部にインプラント埋入を行った（Straumann社製 SLA® EP SS 5̅部：φ4.1×10mm、6̅部：φ4.1×12mm）。術後には抗菌薬（セフジニル 300mg/day）を服薬した。1ヵ月後の

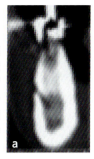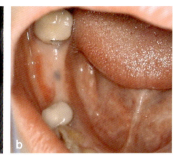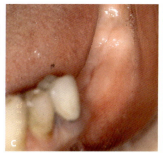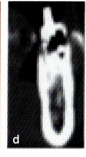

図1-4a〜d　両側下顎臼歯部のインプラント埋入術前の口腔内写真およびCTによる顎骨評価。インプラント埋入に際し、頬舌的幅径と下顎管への距離は十分にあった。

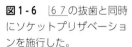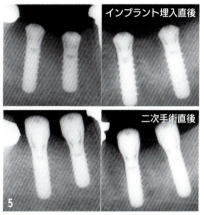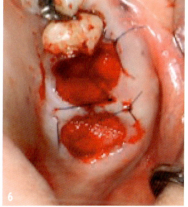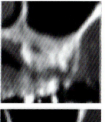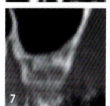

図1-5　両側下顎臼歯部へのインプラント埋入後（上）、二次手術後（下）のデンタルX線写真。

図1-6　6⏋7の抜歯と同時にソケットプリザベーションを施行した。

図1-7　左側上顎臼歯部へのインプラント埋入部位のCTによる顎骨評価。

2001年4月に同様に静脈内鎮静法下にてステロイドカバー（ヒドロコルチゾン100mg）と抗菌薬（セファゾリンナトリウム1g）の術前投与を行い、左側下顎大臼歯相当部に2本のインプラント埋入術を行った（Straumann社製 SLA® EP SS 6⏋7部：φ4.1×12mm）（図1-5）。

術中の骨質はLekholm & Zarbの分類でそれぞれclass Ⅱ。3ヵ月後に二次手術を行った。上部構造を装着し、歯周管理継続を行った。なお、口腔乾燥には含嗽剤にて対応可能であった。その後8年間のフォローアップでは問題なく良好に経過した。

2008年、6⏋7が根尖性歯周炎により頻繁に疼痛・腫脹を繰り返し、根管治療による改善もみられないので両歯とも要抜歯となった。患者が同部位にもインプラント治療を希望したので抜歯と同時にテルプラグを填入し、ソケットプリザベーションを行った（図1-6）。

なお、2004年よりエチドロン酸二ナトリウムを3年以上服用していたので、エチドロン酸二ナトリウムを中止しビタミン製剤に変更した。中止後3ヵ月経過して、外科処置を行った。その後のCT検査では、骨質はインプラント埋入に際して十分であったが、歯槽頂から上顎洞底までの距離が10mmで、一部8mmだった（図1-7）。

2009年5月にステロイドカバー（ヒドロコルチゾン100mg）と抗菌薬（セファゾリンナトリウム1g）の術前投与を行い、上顎結節と頬側の骨隆起からMXグラフターで採取した自家骨を用いてソケットリフトを施行し、インプラントを2本埋入した（Straumann社製 SLA® EP SS ⏌6部：4.1×12mm、⏌7部：4.1×10mm）（図1-8a、b）。

術後には抗菌薬（セフジニル 300mg/day）を服薬した。術中の骨質はclass Ⅲであった。6ヵ月後に二次手術を行い、上部構造を装着した。初診時から現在に至るまで関節リウマチによる下顎頭の骨破壊は徐々に進行している。しかし、顎関節部に疼痛や開口障害、咬合偏位などの症状は認めない。上部構造装着から下顎は10年以

▶▶ ステロイド剤を服用している患者

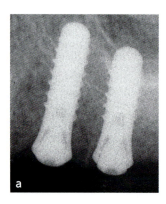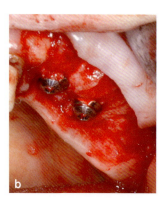

図1-8 a、b　埋入直後のデンタルX線写真および口腔内。CTによる顎骨評価（図1-7）と総合すると、歯槽頂から上顎洞底部までの距離が一部8mmと不足していたため、ソケットリフト併用下インプラント埋入を行った。

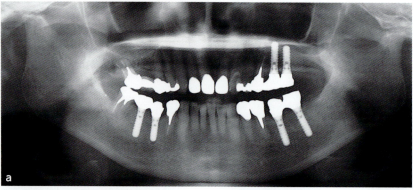
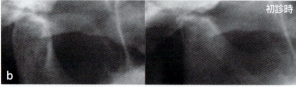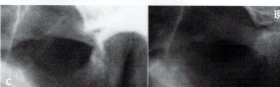

図1-9 a〜c　現在のパノラマX線写真（a）。両側下顎臼歯部への上部構造装着から10年以上、左側上顎臼歯部は3年以上経過しているがインプラント周囲骨吸収はほとんどなく十分に機能している。初診時と現在の顎関節の比較（b、c）。両側下顎頭は骨吸収が進んでいるが、咬合調整を行うことで臨床的顎関節症状は認めなかった。

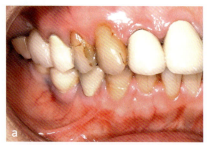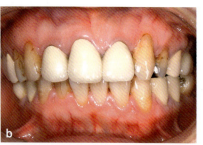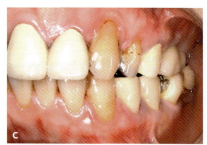

図1-10 a〜c　現在の口腔内写真。インプラント周囲粘膜に炎症はなく、十分に機能している。また、義歯装着時にできていた潰瘍も頻発しなくなった。

上、上顎は3年以上も経過するが、それぞれのインプラント周囲骨の吸収は認めておらず、動揺もなく十分に機能している（図1-9、10）。また手指の変形やこわばりもほとんど進行しておらず、セルフケアは可能で、口腔清掃状態も良好であり、インプラント周囲粘膜に炎症は認めない。

また、可撤床義歯を使用していた際に頻繁に発症していた潰瘍形成もなく、経過良好である。

第1章のまとめ

ステロイド剤を服用している患者に歯科治療を行う場合のポイント

- ☑ ステロイド療法を受けている患者は、さまざまな副作用を持っていることを十分理解する。
- ☑ 副腎の機能低下が考えられるため、抜歯やインプラント埋入などの外科的処置の際にはステロイドカバーを行い、離脱症候群を回避する。
- ☑ 感染に弱く、創傷治癒が悪いため、抗菌薬の予防投与や術後の投与期間をやや長めにする。
- ☑ 骨粗鬆症を併発していたり、その予防薬としてビスフォスフォネートが投与されている場合には、インプラント埋入などの外科処置に注意する。

9：おわりに

　ステロイド療法は種々の疾患で行われている。たとえばインプラント治療をはじめとした外科的処置においても、第三大臼歯抜去時の開口障害、腫脹・疼痛のような術後続発症に対する効果が証明されている。ITI Treatment Guide[6]では「インプラント関連手術の場合でもステロイドの全身投与は同様の効果をもたらすことが予想される」と記されている。短時間の少量投与であれば、ステロイドによる副作用はほとんどないと考えてよい。したがって、**侵襲の大きな骨造成などのインプラント関連外科手術では術後に腫脹や開口障害の抑制を目的として短時間投与することがある。**

　一方、ステロイド療法を受けている患者はその量と期間により、さまざまな副作用を持っている。重篤な副作用として特に外科侵襲に対しては、感染予防とステロイドカバーにより、慎重に対処する必要がある。

参考文献
1. 宮坂信之（編）．正しいステロイドの使い方〈1〉内用剤編．大阪：医薬ジャーナル社，2012．
2. Buser D, von Arx T, ten Bruggenkate C, Weingart D. Basic surgical principles with ITI implants. Clin Oral Implants Res 2000；11 Suppl 1：59-68.
3. 山本一彦．ステロイドの選び方・使い方ハンドブック．東京：羊土社，2011．
4. 長井苑子．ステロイド薬治療―Q&Aステロイド薬の正しい知識（最新医学新書14）．大阪：最新医学社，2015．
5. 水島　裕．ステロイドの使い方コツと落とし穴．東京：中山書店，2006．
6. Daniel Wismeijer, Stephen Chen, Daniel Buser (editors). ITI Treatment Guide, Vol 7: Ridge Augmentation Procedures in Implant Patients: A Staged Approach. Berlin: Quintessenz Verlags-Gmbh, 2014.

第2章 抗血栓薬を服用している患者

▶▶ 抗血栓薬を服用している患者

1：はじめに

　本邦における高齢化は世界に類をみないほどのスピードで進み、65歳以上の人口割合が20％あまりに達する超高齢社会を迎えている。

　これにともない歯科を受診する患者においては、基礎疾患を有する、いわゆる有病者の占める割合が増加している。特に、ワルファリンやアスピリンなどの抗血栓薬を服用している患者が飛躍的に増加している。

　これらの薬を服用している患者の抜歯やインプラント埋入など観血的歯科処置に際しては、異常出血や後出血のリスクがある。そのため、以前はこれらの患者の抜歯に際しては、抗血栓薬の中止が常識とされていた。

　しかし、**抜歯時に抗血栓薬を中止すると、血栓が形成されて脳梗塞や心筋梗塞などの合併症を起こす可能性があり**、その場合はほとんどが死の転帰をたどるといわれ、抗血栓薬の中止は非常識となった。日本循環器学会の抗凝固・抗血小板療法に関するガイドライン[1]では、「抜歯時には抗血栓薬の継続がのぞましい」と明記され、2010年および2015年改訂の日本有病者歯科医療学会・日本口腔外科学会・日本老年歯科医療学会から出された科学的根拠に基づく抗血栓療法患者の抜歯に関するガイドライン[2,3]では「**ワルファリンによる抗凝固療法を受けている日本人患者においては、そのコントロールがPT-INRで3.0を超えなければ適切な止血処置により止血は可能**」とされている。また、近年ワルファリンと異なる抗血栓薬が次々と登場し、従来のワルファリン服用患者と同様に、抜歯などの観血的歯科治療を行ううえで注意が必要である。

　そこで本章では、抗血栓薬に焦点を当て、これらの薬を服用している患者の抜歯やインプラント外科の周術期管理について述べていきたい。

2：抗血栓療法とは？

　抗血栓療法とは、血栓症の発症を抑制する治療のことである。血液は通常、流動性を維持して血管内を流れており、決して凝固することはないが、ある病的状態では血栓を形成して血流を途絶させ、重大な臓器障害を惹起する。

　血栓症発症の三大要因として、
・血管壁の性状の変化
・血液成分の変化
・血流の変化
が挙げられ、これをVirchow（ウィルヒョウ）のTriadとよぶ。

　また、**血栓の種類には、白色血栓と赤色血栓がある。血流の流れが早い動脈にできる動脈血栓は主に血小板が関与し、血栓の色が白色を呈することから「白色血栓」と呼ばれ**、脳梗塞、心筋梗塞、閉塞性動脈硬化症などがこれに当たる。一方、**血流の流れが遅い静脈内で起こる静脈血栓は、赤血球とフィブリンからなり、赤く見えるので「赤色血栓」とよばれる**。これには肺塞栓、深部静脈血栓症などが含まれる。

　一般的に、**白色血栓が主体の動脈血栓症には抗血小板薬が、赤色血栓が主体の静脈血栓症には抗凝固薬が用いられる**。

　これらに従って、抗血栓療法は次の3つに分類される。

1　抗血小板療法

　血小板の働きを抑制して、血液をさらさらにする治療法である。主として、動脈血栓症（脳梗塞、心筋梗塞、末梢動脈血栓症など）の予防に用いる。もっとも代表的な薬は、アスピリンである。

2　抗凝固療法

　凝固の働きを抑制して、血液をさらさらにする薬である。主として、静脈血栓症（深部静脈血栓症、肺塞栓など）や、心房細動からの脳塞栓（心原性脳塞栓）の発症予防に用いる。もっとも代表的な薬は、ワルファリンである。

3　血栓溶解療法

　できてしまった血栓を溶かす治療で、ウロキナーゼやt-PAがこの分類に属する治療薬である。

　血栓の種類と疾患、抗血栓薬の関係を**表2-1**に示す。

表2-1 血栓の種類と疾患、抗血栓薬の関係

血栓の種類	白色血栓（動脈血栓）	赤色血栓（静脈血栓）
模式図	正常な動脈の流れ → 動脈血栓形成 → 血栓症	正常な静脈の流れ → 深部静脈血栓形成 → 血栓症
主要成分	血小板	赤血球、フィブリン
血栓発生のしくみ	動脈は血流が早く、"ずり応力"が高くなり、血小板の凝集が起き、血栓が生じる	静脈の血流が遅いことに起因し、凝固系が働いて赤血球とフィブリンを主体とする血栓が生じる
主な疾患	脳梗塞 心筋梗塞 末梢動脈血栓症	深部静脈血栓症 肺塞栓 心原性脳梗塞
抗血栓薬	抗血小板薬	抗凝固薬
主な薬	アスピリン	ワルファリン

表2-2 日常の歯科臨床で遭遇する可能性のある抗血栓療法の適用疾患（文献4より引用・改変）

心疾患	弁膜症（僧帽弁狭窄症・閉鎖不全症など） 心臓外科手術後（人工弁置換術、弁形成後、冠動脈バイパス術後） 虚血性心疾患（狭心症、心筋梗塞、冠動脈ステント留置後） 心不全、心房細動、不整脈、拡張型心筋症、ペースメーカー植え込み術後
脳血管疾患	脳梗塞（ラクナ梗塞、アテローム血栓性梗塞、心原性脳梗塞症）
血液疾患	先天性アンチトロンビンⅢ欠損症、プロテインC欠乏症、プロテインS欠乏症
その他	肺塞栓、深部静脈血栓症、人口血管置換後、閉塞性動脈硬化症、前腕動静脈シャント術後

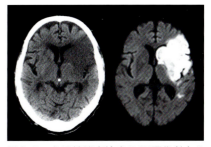

図2-1 心原性脳塞栓症のCT画像（左）およびMRI画像（右）。85歳、男性。S状結腸がん内視鏡治療後に脳梗塞を発症。術前より、心電図などで心房細動あり。

3：抗血栓療法の適応疾患は？

　日常の歯科臨床で遭遇する抗血栓療法適用疾患を**表2-2**に示す。

　心疾患には、弁膜症（僧帽弁狭窄症、閉鎖不全症）、心臓外科手術後（人工弁置換術、冠動脈バイパス術後）、虚血性心疾患（狭心症、心筋梗塞、冠動脈ステント留置後）、心不全、心房細動、不整脈、拡張型心筋症、ペースメーカー植え込み術後などが挙げられる。

　心房細動の患者では、左房の血流速度が低下し、血液がうっ滞し、心臓の中でフィブリン血栓が生じやすくなる。それが脳の太い動脈を閉塞すると、大きな脳梗塞を起こす。**図2-1**に心房細動による脳梗塞症のCT写真を示す。

　このような**心原性脳塞栓症患者は、再発防止のために**

▶▶ 抗血栓薬を服用している患者

表2-3 覚えておくべき抗凝固薬の種類

	一般名	商品名	剤形
ワルファリン	ワルファリンカリウム	ワーファリン®〈エーザイ〉	
直接経口抗凝固薬(DOAC)	ダビガトラン	プラザキサ®〈日本ベーリンガーインゲルハイム〉	
	リバーロキサバン	イグザレルト®〈バイエル薬品〉	
	アピキサバン	エリキュース®〈ブリストル・マイヤーズスクイブ〉	
	エドキサバン	リクシアナ®〈第一三共〉	

ワルファリンを服用している。抜歯のためにワルファリンを中止することで、脳梗塞を起こす危険について、十分に知っておく必要がある。脳血管疾患として脳梗塞(ラクナ梗塞、アテローム血栓性梗塞、心原性脳塞栓症)などが挙げられる。また先天性アンチトロンビンⅢ欠損症、プロテインC欠乏症、プロテインS欠乏症などの血液疾患、肺塞栓、深部静脈血栓症、人工血管置換術後、閉塞性動脈硬化症、前腕動静脈シャント術後などが挙げられる。

4：抗血栓薬にはどのようなものがあるか？

抗血栓薬は、抗凝固薬・抗血小板薬・血栓溶解薬の3つに分類される。血栓溶解薬は注射薬で経口薬はない。次に、抗凝固薬と抗血小板薬の主なものを挙げる。

1 抗凝固薬

抗凝固薬として歴史的に用いられてきたのはワルファリンである。近年、新規経口抗凝固薬として、直接経口抗凝固薬(DOAC)が次々に登場し、日常臨床に使用されている(**表2-3**)。

1 ワルファリン

一般名はワルファリンカリウムで、商品名はワーファリン®錠である。0.5mg、1mg、4mgの3種類がある。

①ワルファリンの作用機序は？

ビタミンK依存性凝固因子である。その作用機序は、血液凝固因子を直接抑制して効果を示すのではなく、肝臓においてビタミンKの作用を阻害することにより、二次的に凝固因子(Ⅱ、Ⅶ、Ⅸ、Ⅹ)を抑制し、抗凝固作用を発揮する(**図2-2**)。一般的に長期ワルファリン療法を受けている患者では、食事に含まれるビタミンK量によってかなり左右される。たとえば、納豆やクロレラまたほうれん草やブロッコリーのような緑黄色野菜、すなわちビタミンKを多く含む食品が、ワルファリンの作用を減弱するので注意が必要である。また、アルコールによりワルファリンの作用が増強される。さらに**抗菌薬や**

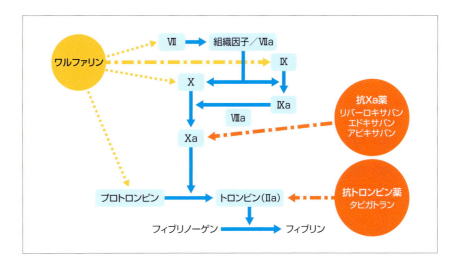

図2-2　抗凝固薬の作用機序。

消炎鎮痛薬の中には、ワルファリンの作用を強める薬剤があるので注意が必要である。ワルファリンの効果は凝固因子の生合成によるため、実際の効果発現に3、4日かかり、内服中止しても4、5日効果が継続する。

②ワルファリンのモニタリング（PT-INR）とは？

上記のように、ワルファリンの作用は食生活、併用薬、合併症などにより若干異なるため、それぞれの疾患ごとに推奨されている血液凝固目標値になるように設定される。ワルファリン療法の維持量は、個人差が大きいので、定期的なワルファリンのモニタリングが必要となる。そのために用いられるのが、後に述べるPT-INRである。本邦におけるワルファリンの推奨治療域は、医師のガイドラインではPT-INRが1.6〜2.8となっている。PT-INRとは、プロトロンビンが血液凝固に至るまでの時間（PT：Prothrombin Time）を、国際的に標準化した数値（INR：International Normalized Ratio）に置き換えたもので、正常値は1.0であり、数値が大きくなるほど、血液が固まりにくいことを意味する。

PT-INRは疾患ごとに設定されている目標値よりも低いと血栓予防効果はなく、PT-INRが高すぎると血液がさらさらとなり出血をきたしやすい。

2 直接経口抗凝固薬（DOAC）

心原性脳梗塞の予防のための経口抗凝固薬は、これまでワルファリンにとどまっていたが、最近になり、direct oral anticoagulant（DOAC：直接経口抗凝固薬）とよばれる新規の経口抗凝固薬が次々と発売され、広く臨床試用されるようになってきた。

現在国内で使用されているものは、ダビガトラン（商品名：プラザキサ®）、リバーロキサバン（商品名：イグザレルト®）、アピキサバン（商品名：エリキュース®）、エドキサバン（商品名：リクシアナ®）の4種類である。これらDOACの作用機序を図2-3に示す。

これらDOACのメリットとしては、ビタミンKの代謝と直接関係しないため食事制限が不要であり、薬効発現がすみやかで、一度用量を決めればほぼそのままで投薬を継続でき、ワルファリンのような不安定さがないため、定期的な血液検査が必要ないこと、脳出血はワルファリンに比べて少なく、他の薬剤の影響を受け難いという利点がある。

しかし、薬価がワルファリンの何十倍もするという欠点がある。またモニタリングが必要ないのは、逆に観血的処置のためのモニタリングが行いにくいという欠点ともなっている。

2　抗血小板薬

1 抗血小板薬の基本

動脈硬化などが原因によって生成される白色（動脈）血栓によって引き起こされる狭心症、心筋梗塞、脳梗塞などのさまざまな血栓性疾患の予防や冠動脈バイパス術（CABG）あるいは経皮経管冠動脈形成術（PTCA）施行後

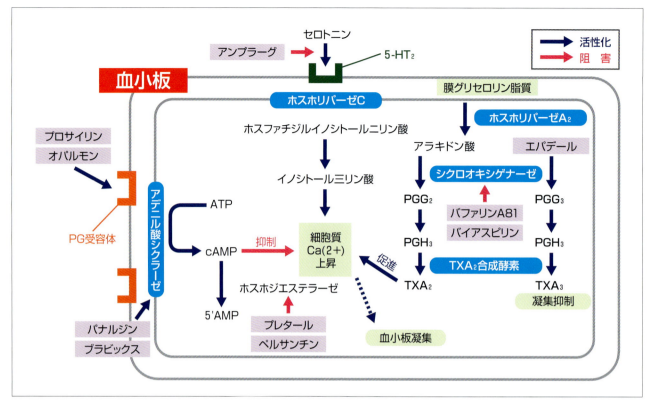

図2-3 抗血小板薬の作用機序。（文献5より引用・改変）

の血栓形成を防止するために用いられる。主な薬剤としてアスピリン、塩酸チクロピジン、シロスタゾール、塩酸サルポグレラートなどが挙げられる（**表2-4**）。

2 アスピリンの作用機序

アスピリンは解熱・鎮痛薬として有名であるが、血小板凝集抑制作用があり、代表的な抗血小板薬として知られている。血小板による血液凝固にはトロンボキサンA2（TXA2）が深くかかわっている。このTXA2はシクロオキシゲナーゼ1（COX-1）という酵素によって生成される。

アスピリンはこのCOX-1を阻害することで、TXA2の合成阻害により血栓の生成を防止する（**図2-3**）。なお、鎮痛薬として使用するほどの高用量であると、アスピリンによる血小板凝集抑制作用を得ることはできない。低用量アスピリンとして少量を投与することで、血液が固まりにくくなる作用を得ることができる。

5：抗血栓薬服用患者の観血的処置を必要とする歯科治療

次に抗血栓薬服用患者における抜歯、インプラント埋入などの観血的処置における周術期管理について述べる。

1 ワルファリン服用患者の抜歯

1 PT-INRとは何か？

PT-INRとは、プロトロンビンが血液凝固に至るまでの時間（PT：Prothrombin Time）を、国際的に標準化した数値（INR：International Normalized Ratio）に置き換えたものである。PT-INRは患者プロトロンビン時間（PTtest）を正常プロトロンビン時間（PTnormal）で割り付けたもの（PT比）をISI（国際感度指数：International Sensitivity Index）で累乗したものである。

$$\text{PT-INR} = \left(\frac{\text{PT}_{test}}{\text{PT}_{normal}} \right)^{\text{ISI}}$$

表2-4　覚えておくべき抗血小板薬の種類

一般名	商品名	剤形
アスピリン	a：バイアスピリン®〈バイエル薬品〉 b：バファリンA81®〈エーザイ〉	
塩酸チクロピジン	a：チクロピジン®〈キョーリンメディオ〉 b：パナルジン®〈サノフィ〉	
シロスタゾール	a：シロスタゾール®OD錠50mg「サワイ」〈沢井製薬〉 b：プレタール®〈大塚製薬〉	
イコサペント酸エチル（EPA）	エパデール®〈持田製薬〉	
塩酸サルポグレラート	アンプラーグ®〈田辺三菱製薬〉	
トラピジル	ロコルナール®〈持田製薬〉	
ベラプロストナトリウム	a：ドルナー®〈アステラス製薬〉 b：プロサイリン®〈科研製薬〉	

　正常値は1.0であり、数値が大きくなるほど、血液が固まり難いことを意味する。PT-INRは疾患ごとに設定されている目標値よりも低いと血栓予防効果はなく、PT-INRが高すぎると血液がさらさらとなり出血をきたしやすい。

2 PT-INRはいつ、どうやって測る？

　PT-INR値がわかるのは採血後、約30分〜1時間くらいかかる。したがって一般開業医では検査会社に依頼するか、患者の主治医の内科医院で測定してもらい、その結果を入手することになる。抜歯の24時間以内、少なくとも72時間前に測定したPT-INR値を参考に抜歯を行うことが推奨されており、可能なら抜歯当日に測定するのが望ましい。

　現在では、コアグチェック®XSという簡易式PT-INR測定装置が発売されている（図2-4）。これは毛細管血10μl程度で測定でき、しかも約1分間という短時間で測定できるすぐれもので、その検査値も正確である。東北大学病院歯科顎口腔外科でも導入し、抜歯当日前にチェアサイドで測定するようにしている。

3 PT-INR値のコントロール

　ワルファリンは疾患や患者により設定値が異なる。人工弁を持つ患者では、血栓が弁に付着しやすいため、

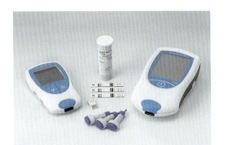

図2-4 簡易式PT-INR測定機器コアグチェック®XS(ロシュ・ダイアグノスティックス社)。

表2-5 PT-INRのコントロール(文献6より引用・改変)

推奨治療域：PT-INR 1.6～2.8
血栓塞栓症のリスクの高い症例：PT-INR 2.2～2.8
リスクの比較的高くない症例、出血のリスクの高い高齢者：PT-INR 1.6～2.2
人工弁置換術、弁形成術：PT-INR 2.0～3.0
心房細動(70歳以上の高齢者)：PT-INR 1.6～2.6

PT-INRが2～3以下にならないようワルファリンの値がコントロールされている。心房細動のある高齢者(70歳以上)では、ワルファリンによる頭蓋内出血のリスクを回避するために、PT-INRは1.6～2.6の範囲に調節することが推奨されている(表2-5)。

4 ワルファリンを中止して抜歯をするとどうなるのか？

冒頭で、ワルファリンを中止して抜歯するのは、現在非常識であると書いた。ワルファリンは血液をサラサラにするので、抜歯などの観血的処置後の出血が予想される。したがって後出血の防止のため、以前はワルファリンを5日程度中断して抜歯するのが常識であった。

しかし、1998年にWahlらは、抜歯のためにワルファリンを中断した493名542症例の抜歯により、約1%の5例で血栓・塞栓症を発症し、その8割(4例)が死亡していたとする衝撃的なレビュー論文を報告した[7]。さらに本邦においても、1985年、Oguchiらは、128症例中1例に脳梗塞による死亡例を報告している[8]。

このような事実から、「循環器疾患における抗凝固・抗血小板療法に関するガイドライン」[1]で、「抜歯はワルファリンを原疾患に対する至適治療域にコントロールしたうえで、継続下での施行が望ましい」とされるに至った。

5 ワルファリン継続下で抜歯可能なPT-INRは？

科学的根拠に基づく抗血栓療法患者の抜歯に関するガイドライン[2,3]によれば「日本人において、PT-INRが3.0以下であれば、ワルファリン継続下においても後出血を含む重篤な合併症を生じない」としている。欧米の論文はPT-INR値が4.0(または3.5)までであれば普通抜歯は可能であるが、日本人の場合、前述のように、非弁膜症性心房細動で70歳以上の高齢者の場合、PT-INR値が1.6を切ると重篤な脳梗塞が増加し、2.6を超えると重篤な出血性合併症があるため、1.6～2.6にコントロールされている。

したがって3.0を超えることはまずないと考えてよい。もし、PT-INR値が3.0を超える場合は、より慎重な出血管理が必要で、専門医療機関で観血的処置を行うべきである。

6 ワルファリン服用患者は、抜歯後出血はどのぐらいで止血するか？

抜歯後の止血に要する時間は、出血性素因以外に、局所の状態や止血方法などにも影響される。

健常者の場合、普通抜歯であれば通常7分程度で止血するが、ワルファリン服用患者では、特別な局所止血を行わない場合、止血するまでに2～12時間、平均5.9時間を要するとされる。

したがって後述するように、局所止血を十分に行う必要がある。抜歯時の圧迫止血時間に関しては、通常よりも長めに、30分程度ガーゼにて圧迫止血すべきである。

2 DOAC服用患者の抜歯

近年、直接経口抗凝固薬(DOAC)が広く臨床で使用されている。DOACに関してはPT-INRのような術後出血を予測できる検査はなく、現状ではデータが不足している。しかし、2015年改訂の科学的根拠に基づく抗血栓療法患者の抜歯に関するガイドライン改訂版[3]で、はじめてNOAC(DOACの以前に使われていた用語。非ビタミンK拮抗経口抗凝固薬：Non-vitamin K antagonist oral anticoagulantを意味する)内服患者の抜歯の周

> **第2章のポイント①**
>
> ## ワルファリン服用患者の抜歯のポイント
>
> - ☑ ワルファリン服用患者では、PT-INRが治療域にコントロールされている場合、PT-INRが3.0以下であれば、ワルファリン継続下で抜歯を行う。ただし、十分な局所止血が必要である。
> - ☑ PT-INRは24時間以内、少なくとも72時間前の値を参考に抜歯を行う。可能なら、抜歯当日にPT-INRを測定するのが望ましい。
> - ☑ 抜歯時の圧迫止血時間に関しては、通常よりも長めに30分程度ガーゼにて圧迫止血すべき。

> **第2章のポイント②**
>
> ## DOAC服用患者の抜歯のポイント
>
> - ☑ 現疾患が安定し、至適量が投与されている患者では、継続投与を行っても、適切な局所止血を行えば重篤な出血性合併症を発症する危険性は少ない。
> - ☑ 抜歯は内服6時間以降、可能であれば12時間以降に行うことが勧められる。
> - ☑ ワルファリンと同様に継続下で抜歯をすることが推奨されている。

術期管理のガイドラインが示された。それによれば、NOAC（DOAC）内服患者では、

①現疾患が安定し、至適量が投与されている患者では、継続投与を行っても、適切な局所止血を行えば重篤な出血性合併症を発症する危険性は少ない。

②抜歯は内服6時間以降、可能であれば12時間以降に行うことが勧められる。

となっている。

NOAC（DOAC）である直接トロンビン阻害薬（ダビガトラン）や第Xa因子阻害薬（リバーロキサバン、アピキサバン、エドキサバン）内服患者でも、ワルファリンと同様に継続下で抜歯をすることが推奨されている[3,9]。

3　抗血小板薬服用患者の抜歯

アスピリン、他のチェノピリジン系およびその他の抗血小板薬服用患者では、継続して抜歯を行っても、重篤な出血性合併症を発症する危険性は少ない。ただし、十分に局所止血処置を行うことが推奨されている[2,3]。

4　複数の抗血小板薬併用患者または抗凝固薬と抗血小板薬併用患者の抜歯

抗血栓療法を受けている患者では、抗血小板薬を2剤あるいは抗血小板薬と抗凝固薬を併用している患者も散見される。これらの抜歯においても、継続下での抜歯が推奨されている[2,3]。

5　抗血栓薬服用患者の抜歯以外の観血的歯科処置

米国歯科医師会雑誌（JADA）では、ワルファリン服用患者の歯科治療に関するガイドラインが報告されている（**表2-6**）。それによれば、PT-INR＜3.5までなら保存

33

▶▶ 抗血栓薬を服用している患者

表2-6 ワルファリン服用患者の各種歯科処置と至適PT-INR（文献10より引用・改変）

PT-INR	～1.5	1.5～2.0未満	2.0～2.5未満	2.5～3.0未満	3.0～3.5未満	3.5～4.0
診査、X線撮影、印象採得	緑	緑	緑	緑	緑	黄
簡単な修復処置	緑	緑	緑	緑	緑	赤
複雑な修復処置、SRP、歯内療法	緑	緑	緑	緑	IR	赤
普通抜歯、歯周ポケット掻爬術、歯肉形成術	緑	緑	黄	黄	黄	赤
多数歯抜歯、単純な埋伏抜歯	緑	緑	緑	黄	赤	赤
歯肉切除術、歯根端切除術、インプラント埋入（1本）、歯肉剥離掻爬術	緑	IR	IR	赤	赤	赤
全顎抜歯	IR	赤	赤	赤	赤	赤
広範囲な歯肉剥離掻爬術、多数の埋伏歯抜歯、多数のインプラント	IR	赤	赤	赤	赤	赤
観血的整復固定術、顎矯正手術	赤	赤	赤	赤	赤	赤

緑色：通常の方法で処置可能（歯周炎や歯肉炎がある場合には出血のリスクがあるので注意する）。
黄色：処置可能と思われるが、縫合や局所止血剤を使用するなど局所止血処置を確実に行うこと。
赤色：処置は危険なので医師に対診の必要あり。一般の歯科医院では行うべきではない。
IR：insufficient research to draw a conclusion。

修復処置、歯内療法、スケーリングおよび歯周ポケット掻爬術は可能とされている。歯肉切除術、歯根端切除術、少数のインプラント埋入術、小範囲の歯肉剥離掻爬術もPT-INR＜2.5までなら、局所止血処置を十分に行えば処置可能としている。

ここで注目すべきことは、抜歯よりもインプラント埋入は切開、骨削除など手術侵襲は大きくなると考え、多数抜歯や単純な埋伏抜歯よりもインプラント埋入1本を厳しく設定していることである。さらに多数のインプラント埋入では多数の埋伏抜歯と同程度に扱われている。日本人ではPT-INRが1.6未満だと重篤な脳梗塞が多くなり、PT-INR2.6以上だと頭蓋内出血の危険性が高まるとされていることが多く、欧米人に比較して治療域は低く設定されている。

6 インプラント埋入術でのワルファリンのPT-INRの設定は？

上述のようにPT-INRの設定域は、インプラント埋入は抜歯より厳しい。

したがって、**インプラント埋入1本ではPT-INRは2.5以下、多数のインプラントでは1.5程度で行われるべきである**。しかし現疾患のコントロールが優先されるので、インプラント埋入を何回かに分けて行うべきであろう。また骨削除をともなうGBRなどの処置も、PT-INRは2.5以下の低い値に設定されるべきであろう。

7 一般開業医と病院口腔外科での処置のすみわけは？

ワルファリン服用患者では、PT-INR 3までの普通抜歯は、局所止血材や縫合などで、**十分な局所止血処置を確実に行えば、一般開業医でもワルファリン継続下に抜歯可能である**。また、DOAC、アスピリンなどの抗血小板薬でも同様である。多数歯抜歯の場合は、1、2歯の少数歯抜歯を行い、出血のリスクを評価してから行うべきであろう。また、埋伏歯や骨削除を行う難抜歯は、総合病院や大学病院の口腔外科に依頼すべきである。

第2章のポイント③

ワルファリン服用患者のインプラント埋入のポイント

- ☑ インプラント埋入1本ではPT-INRは2.5以下、多数のインプラントでは1.5程度で行われるべきである。しかし現疾患のコントロールが優先されるので、インプラント埋入を何回かに分けて行う。

- ☑ 骨削除をともなうGBRなどの処置も、PT-INRは2.5以下の低い値に設定する。

表2-7 局所止血法

圧迫止血法	指圧による圧迫止血。動脈の場合はその中枢側を圧迫する。
塞栓法（タンポナーデ法）	創が深く、指圧によって出血部位を正確に押さえられない場合、ガーゼなどを創内に詰め込んで圧迫する。場合によってはボスミンを20万倍に希釈してガーゼに染み込ませて止血する。
血管結紮法	やや大きい動脈、静脈で用いられる方法。止血鉗子（コッヘル、ペアン、モスキート）で血管を摘挟み、直接糸で結紮する。
周囲縫合法	血管が周囲組織から単離できなかったり、もろかったり、出血点が明らかでない場合の止血法で、縫合糸を用いて、周囲の組織を血管ごと巾着のように絞めるように縫合する。
電気凝固法	電気メスの凝固作用を用いるもので、出血部位をピンセットなどで把握し、その先に電流を通すか直接メスの先で通電して止血する方法である。この方法は小さい血管のみに応用できる。
骨組織止血法	骨ロウ（ボーンワックス）を出血部位に塗り込んで止血させる。場合によっては、ノミなどで周囲の骨を挫滅させ、骨内の血管に圧迫を加えて止血させる場合もある。
局所止血剤による止血法	圧迫などの方法で止血できない場合や、組織の切除により足りない場合には、オキシセルロースやトロンビン製剤スポンゼル、アビテンなどを用いる。

6：抗血栓薬服用患者の局所止血法

ワルファリンを含む抗凝固療薬、アスピリンなどの抗血小板薬服用中の患者においては、これら抗血栓薬は継続下で抜歯などの観血的歯科処置を行うのが推奨されているが、当然ながら十分な局所止血が必要となる。前述したように、一般的な止血に要する時間は、健常人の抜歯に比較すると、ワルファリン服用患者の場合はかなりの長時間を要する。したがって、観血的処置が終わった後に十分な止血を行う必要がある。局所止血法はさまざまな方法があるが、複数の方法がすぐに行えるよう局所止血材、止血シーネなどを術前に準備しておくことが必要である。一般的な局所止血法を**表2-7**に示す。ここでは一般開業医でも応用できる方法のみを紹介する。

1 圧迫止血法

口腔内の出血で大きな血管からの出血はまれであり、大抵の場合は圧迫止血にて止まる。ガーゼによる圧迫止血を指圧にて行い、動脈からの出血を疑う場合はその中枢側を圧迫する（**図2-5**）。

2 塞栓法（タンポナーデ法）

創が深く、指圧によって出血部位を正確に押さえられない場合、ガーゼなどを創内に詰め込んで圧迫する（**図2-6a**）。場合によっては血管収縮薬であるボスミン®を20万倍に希釈してガーゼに染み込ませて止血する（**図2-7**）。必要に応じてそのガーゼを縫合糸などで固定することもある（**図2-6b**）。

▶▶ 抗血栓薬を服用している患者

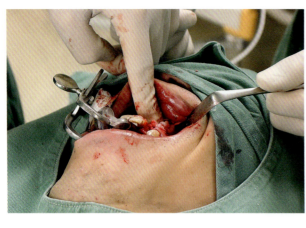

図2-5　圧迫止血法。上顎嚢胞摘出後の摘出腔からの出血をガーゼを介し、指圧にて圧迫止血。

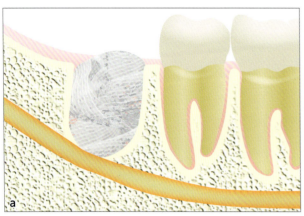

図2-6 a、b　塞栓法（タンポナーデ法）。a：ガーゼを抜歯窩などに填入する。b：填入したガーゼを隣在歯などに結紮固定し、脱落を防ぐ。周囲歯肉などに縫合固定してもよい。

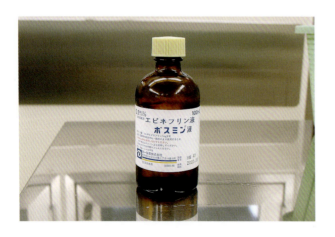

図2-7　エピネフリン液（現名称：アドレナリン液）（ボスミン®液、第一三共社）。

3　骨組織止血法

骨削除後の骨表面から湧き出てくる出血に対しては、骨ロウ（ボーンワックス）を出血部位に塗り込んで止血を測る（**図2-8**）。骨ノミなどで周囲の骨を挫滅させ、骨内の血管に圧迫を加える場合もある。

4　局所止血材による止血法

局所止血材には、ゼラチンスポンジ（スポンゼル®）、酸化セルロース（オキシセル®、サージセル®）、アテロコラーゲン（アビテン®、テルプラグ®）、トロンビンがある。スポンゼル®は歯科でもっともよく使用されている材料

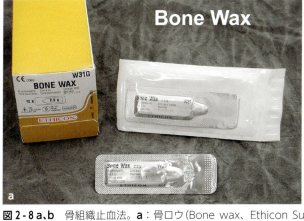
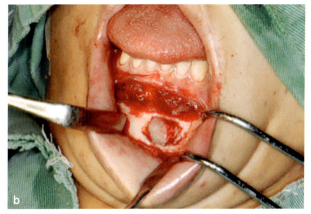

図2-8 a、b　骨組織止血法。a：骨ロウ(Bone wax、Ethicon Suture社)。b：オトガイ部よりブロック骨を採取後、骨表面から湧き出るような出血を認めた。骨ロウを出血部位に塗り込んで止血を行った。大量の骨ロウは感染源となるので、不必要な部分は除去することが必要である(bは文献11より引用)。

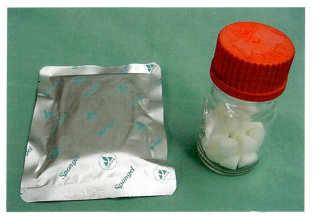

図2-9　スポンゼル®(LTLファーマ社)。

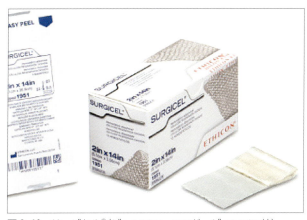

図2-10　サージセル®(ジョンソン・エンド・ジョンソン社)。

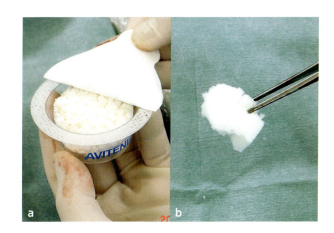

図2-11-a、b　アビテン®(ゼリア新薬工業社)。a：アビテン®をパックから取り出すところ。b：アビテン®は非常に柔らかく、フワフワとした質感である。

である(図2-9)。

　当科では局所止血材として、酸化セルロースのサージセル®を使用することが多い(図2-10)。アビテン®はアテロコラーゲンの綿状止血材であり、止血効果が高い。同じくアテロコラーゲンであるテルプラグ®は、抜歯窩に形状が類似しており、抜歯窩に合わせて填入し、縫合することで確実な止血が得られる(図2-11)。当科では、インプラントを埋入予定の場合、抜歯直後に止血効果も期待し、また抜歯後の抜歯窩の吸収防止を目的にソケットプリザベーションとしてテルプラグ®を用いている(図2-12a、b)。約3ヵ月でインプラント埋入が可能となる(図2-12c)。

▶▶ 抗血栓薬を服用している患者

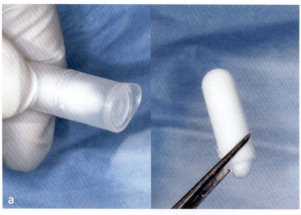
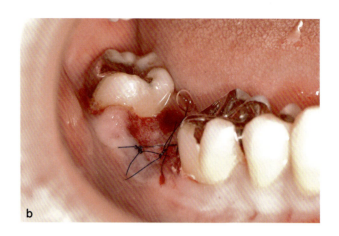
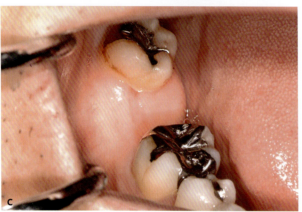

図2-12a〜c テルプラグ®(オリンパステルモバイオマテリアル社)によるソケットプリザベーション。**a**：テルプラグ®は弾丸の性状をしており、抜歯窩にしっかりと填入しやすい。**b**：抜歯窩にテルプラグ®を填入し、周囲歯肉に8の字縫合を行い、テルプラグ®の逸脱を防ぐ。**c**：抜歯後3ヵ月経過時。良好な治癒を示し、歯槽形態も良好である。この時点でインプラント埋入が可能となる。(文献11より引用)

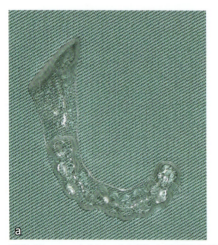
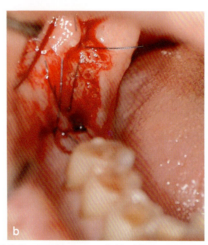
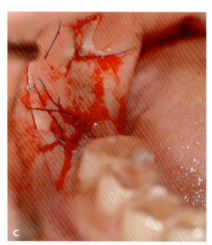

図2-13a〜c 止血シーネを用いた下顎臼歯部抜歯時の局所止血。**a**：術前の模型からエルコプレス®(スマートプラクティスジャパン社)によりプラスチックシートの止血シーネを作製。**b**：ワルファリン服用患者の普通抜歯後、局所止血材(サージセル®)を填入、歯肉を寄せて縫合固定。**c**：止血シーネを装着したところ。

5　止血シーネ

　局所止血材と縫合で止血困難な場合、あるいは抗血栓薬服用患者で、術後の後出血が危惧される場合には、術前に印象採得を行い、石膏模型を作製したうえで即重レジンやプラスチックシートをエルコプレス®など専用の機械で加熱加工し、止血シーネを作製する(**図2-13**)。抜歯窩などには局所止血材を填入し、止血シーネにて圧迫する。固定を確実にするため、止血シーネを隣在歯や周囲歯肉に縫合固定する場合もある。

7：おわりに

抗血栓薬を服用している患者の抜歯やインプラント外科の周術期管理についてまとめると次のようになる。

1. 抗血栓薬（抗凝固薬、抗血小板薬）を服用している患者の抜歯、インプラント埋入など観血的歯科処置においては、抗血栓薬は基本的には中止せず、継続下で行うことが推奨されている。
2. ワルファリン服用患者においては、PT-INRの値が重要であり、PT-INRの値が3.0以下であれば抜歯は服用継続下で抜歯は可能である。
3. 後出血などの対策として、局所止血を確実に行うことが必要である。

参考文献

1. ダイジェスト版 循環器疾患における抗凝固・抗血小板療法に関するガイドライン（2009年改訂版），2009．
2. 日本有病者歯科医療学会，日本口腔外科学会，日本老年歯科医学会（編）．科学的根拠に基づく抗血栓療法患者の抜歯に関するガイドライン．2010年版．東京：学術社，2010．
3. 日本有病者歯科医療学会，日本口腔外科学会，日本老年歯科医学会（編）．科学的根拠に基づく抗血栓療法患者の抜歯に関するガイドライン．2015年改訂版．東京：学術社，2015．
4. 矢郷 香，朝波惣一郎．抗凝固法患者の歯科小手術時の内科との連携と対応．In：瀬戸皖一，野間弘康，香月 武（編）．口腔外科ハンドマニュアル'05．東京：クインテッセンス出版，2005；221-228．
5. 黒山政一，大谷道輝（編集）．違いがわかる！ 同種・同効薬．東京：南江堂，2015；108．
6. 矢郷 香，朝波惣一郎．抗血栓療法患者の抜歯．臨床Q&A．東京：医学情報社，2008．
7. Wahl MJ. Dental surgery in anticoagulated patients. Arch Intern Med. 1998；158(15)：1610-1616.
8. Ogiuchi H, Ando T, Tanaka M, Kuwasawa T, Sangu Y, Abe H, Kawanishi I. Clinical reports on dental extraction from patients undergoing oral anticoagulant therapy. Bull Tokyo Dent Coll 1985；26(4)：205-212.
9. 川又 均，今井 裕．抜歯や歯科治療における抗凝固薬管理．Cardio-Coagulation 2015；2(3)：183-188.
10. Herman WW, Konzelman JL Jr, Sutley SH. Current perspectives on dental patients receiving coumarin anticoagulant therapy. J Am Dent Assoc 1997；128(3)：327-335.
11. 高橋 哲．写真でマスターする インプラント埋入のための前処置、6つのテクニック．東京：ヒョーロンパブリッシャーズ，2014．

第3章 骨吸収抑制薬を服用している患者

▶▶ 骨吸収抑制薬を服用している患者

1：はじめに

近年、骨転移あるいは骨粗鬆症の治療薬として用いられるビスフォスフォネート製剤（以下、BP）を投与されている患者で、抜歯などの侵襲的歯科治療を受けた後に、顎骨壊死（Bisphosphonate-Related Osteonecrosis of the Jaw、BRONJ）が発生し、大きな問題となっている。2003年にMarxが報告[1]して以来、BRONJは欧米だけでなく、わが国でも多く報告されている[2]。

さらに、BPとは作用機序の異なる骨吸収抑制薬である抗RANKL抗体のデノスマブでもBPと同様の顎骨壊死が生じ、これをDRONJ（Denosumab-related ONJ）と呼び、これらの骨吸収抑制薬をARONJ（Anti-resorptive agent-related ONJ）と呼んでいる。さらには血管新生阻害薬のベバシズマブや、チロシンキナーゼ阻害薬によっても顎骨壊死が生じることが報告され、米国口腔外科学会（AAOMS）の2014年のポジションペーパー[3]では、BRONJの呼称をすべて総称して、「MRONJ」（Medication-related Osteonecrosis of the Jaw: 薬剤関連顎骨壊死）と変更した。BRONJ、DRONJ、ARONJ、MRONJ、これらの関係を図3-1に表示した。

MRONJの多くは抜歯などをきっかけとして発症し、きわめて難治性の疾患であることが報告されており、われわれ歯科医師が細心の注意を払って対応しなければな

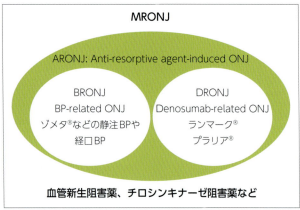

図3-1 ビスフォスフォネート関連顎骨壊死がBRONJ、デノスマブ関連顎壊死がDRONJ、その他の薬剤も含めた薬剤関連顎骨壊死がMRONJとされる。

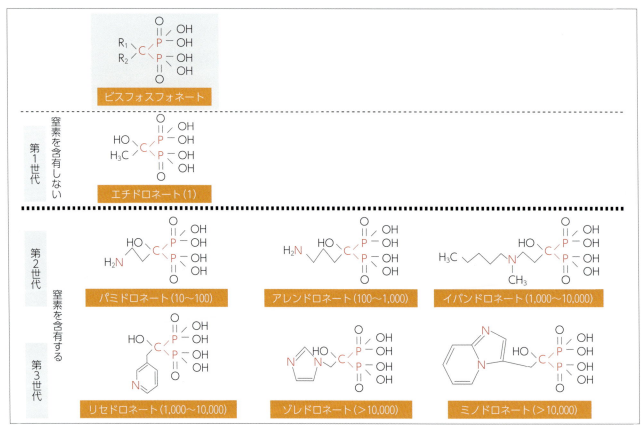

図3-2 BPの化学構造と相対的活性。（文献4より引用・改変）

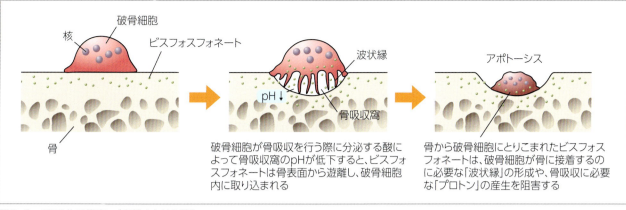

図3-3 BPの作用機序。(文献4より引用)

らない重要な疾患となっている。インプラント治療も例外ではなく、日本でもインプラント治療を契機として発症したBRONJの報告もされている。

そこで、本章ではMRONJを起こす可能性のある骨吸収抑制薬に焦点を当て、これらの薬を服用している患者の周術期管理について述べる。

2：骨吸収抑制薬とは？

1 ビスフォスフォネート製剤

1 BPの作用機序

BPは破骨細胞の活動を阻害し、骨の吸収を防ぐ医薬品である。ピロリン酸のP-O-P結合をP-C-Pにした非加水分解性の化合物であり、多くの誘導体が合成され、広く臨床応用されている。興味深いことに、Cに結合する側鎖に窒素(N)をもつN-BPは、Nのないnon-N-BPよりもはるかに骨吸収抑制作用が強い。**図3-2**にはnon-N-BPのエチドロネート(Etidronate、Eti)の骨吸収抑制活性を1.0とした場合の他のBPの相対活性も示す。

その作用機序は、骨に蓄積し、骨ハイドロキシアパタイトと強固に結合する。そして、反復投与により骨に蓄積し、破骨細胞に取り込まれ、アポトーシス(細胞死)を誘導することにより、骨吸収を抑制する(**図3-3**)。

2 BPの種類

BPには静脈注射薬(以下、静注薬)と経口薬がある。

静注薬は、悪性腫瘍の高カルシウム血症を含むがんに関連する症状の管理、また乳がん、前立腺がんおよび肺がんなど固形腫瘍における骨転移に関連した骨関連事象(SRE)【注】、および多発性骨髄腫における溶解性病変に関連する種々の症状の管理のために使用される。また骨粗鬆症に使用されるものとして、ゾレドロネート(年1回)、イバンドロネート(3ヵ月ごと)が挙げられる。

経口薬は、主として骨粗鬆症に用いられ、骨減少症の治療にも多用されている。また骨ページェット病、骨形成不全症などにも用いられている。

BP経口薬と静注薬の種類、投与方法、適用、剤形を**表3-1**に示す。

2 RANKL阻害薬

腫瘍細胞の骨転移による骨吸収は、骨芽細胞と破骨細

【注】：骨関連事象
　がんの骨転移にともなう症状である、痛み、病的骨折、脊髄圧迫、高カルシウム血症を骨関連事象(Skeletal Related Event：SRE)という。
　BPは全身療法と併用することで、SREの発生を遅延、減少させることが確認されており、骨転移患者のQOLの維持に貢献するといわれている。

▶▶ 骨吸収抑制薬を服用している患者

表3-1a 骨粗鬆症患者用のBP経口薬の剤形（文献4より引用・改変）

一般名	商品名	剤形
エチドロネート	ダイドロネル®〈大日本住友製薬〉	200mg錠
アレンドロネート	フォサマック®〈MSD〉	1日1回 5mg錠／1週1回 35mg錠
アレンドロネート	ボナロン®〈帝人ファーマ〉	1日1回 5mg錠／1週1回 35mg錠／1週1回 経口ゼリー剤
リセドロネート	ベネット®〈武田薬品工業〉	1日1回 2.5mg錠／1週1回 17.5mg錠／1ヵ月1回 75mg
リセドロネート	アクトネル®〈味の素製薬／エーザイ〉	1日1回 2.5mg錠／1週1回 17.5mg錠／1ヵ月1回 75mg錠
ミノドロネート	ボノテオ®〈アステラス製薬〉	1日1回 1mg錠／4週間に1回 50mg錠
ミノドロネート	リカルボン®〈小野薬品工業〉	1日1回 1mg錠／4週間に1回 50mg錠

胞の間のRANKL-RANKシグナル系による破骨細胞の活性化によって生じる。

RANKL（Receptor Activator of Nuclear factor κB Ligand）は、がん細胞から分泌される骨吸収促進因子の刺激により、骨芽細胞の細胞表面に発現する。一方、破骨細胞前駆細胞にはRANKLの受容体であるRANKが発

44

表3-1b 悪性腫瘍患者用のBP静注薬の剤形(文献4より引用・改変)

一般名	商品名	剤形
ゾレドロネート	ゾメタ®〈ノバルティスファーマ〉	4 mg
パミドロネート	アレディア®〈ノバルティスファーマ〉	30 mg
アレンドロネート	テイロック®〈帝人ファーマ〉	10 mg

表3-1c 骨粗鬆症患者用のBP静注薬の剤形(文献4より引用・改変)

一般名	商品名	剤形
アレンドロネート	ボナロン®〈帝人ファーマ〉	4週に1回 900μg点滴静注バック
イバンドロネート	ボンビバ®〈中外製薬／大正富山医薬品〉	1ヵ月に1回1mg。ワンショット静注で、急速に静脈内投与が可能

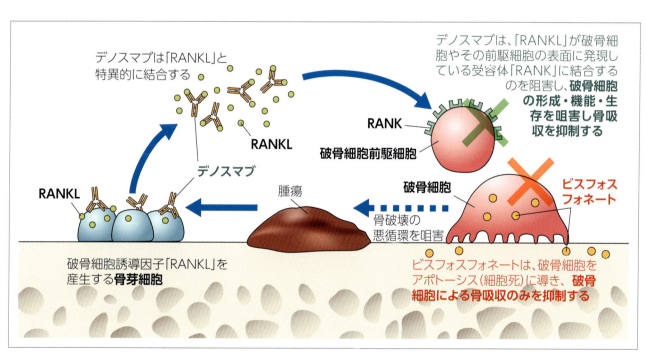

図3-4 デノスマブとBPの作用機序の違い。(文献4より引用)

現することで破骨細胞前駆細胞は分化・成熟し、破骨細胞の骨吸収活性が誘導される。

　デノスマブはRANKLに対するヒト型モノクローナル抗体で、RANKL-RANKシグナル系に働き破骨細胞を抑制し、骨吸収を抑制する(図3-4)。

　BPとの作用機序の違いは、BPは破骨細胞の骨吸収の

▶▶ 骨吸収抑制薬を服用している患者

表3-2 非BPの剤形（文献4より引用・改変）

	一般名	商品名	剤形
抗RANKL抗体	デノスマブ	ランマーク®〈第一三共〉	適応症：多発性骨髄腫、固形がんの骨転移による骨病変 4週間に1回120mg。皮下投与
		プラリア®〈第一三共〉	適応症：骨粗鬆症 6ヵ月に1回60mg。皮下投与
チロシンキナーゼ阻害薬	スニチニブ	スーテント®〈ファイザー〉	12.5mgカプセル
	ソラフェニブ	ネクサバール®〈バイエル薬品〉	200mg錠
抗VEGFヒトモノクローナル抗体	ベバシズマブ	アバスチン®〈中外製薬〉	点滴静注用100mg/4mL
mTOR阻害薬	シロリムス	ラパリムス®〈ノーベルファーマ〉	1mg錠

みを抑制するが、デノスマブは破骨細胞の形成も阻害することである。骨粗鬆症患者に対しては6ヵ月ごとの皮下注が適用される（プラリア®）。BPとは対照的に、骨とは結合せず、その骨リモデリングに対する効果の大部分は投与中止後6ヵ月以内に減少する。

3 その他の非ビスフォスフォネート薬

がん治療において抗がん薬としてしばしば併用される血管新生阻害薬、あるいは分子標的薬、特にチロシンキナーゼ阻害薬などの投与を受けている症例では、顎骨壊

| 典型的なMRONJの症例

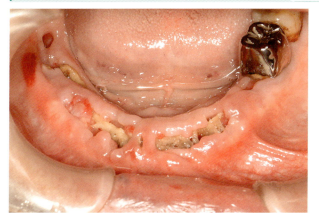

図3-5　MRONJステージ3症例の口腔内写真。広範な骨露出が認められる。

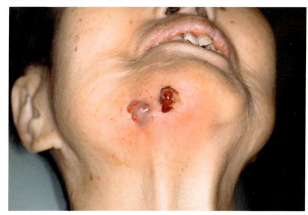

図3-6　MRONJステージ3症例の外歯瘻。

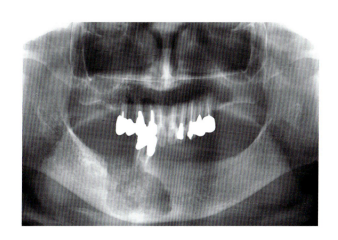

図3-7　MRONJステージ3症例のパノラマX線写真。右側小臼歯部の歯槽部から下顎下縁付近に至る虫食い像が認められる。

死の発生率が増加するといわれており、これらすべてを含めてMRONJという呼称が提唱されている。

表3-2に抗RANKL抗体などの非BPの種類、投与方法、適用、剤形を示す。

3：MRONJとはどういうものか？

1　MRONJの診断

①現在または過去に骨吸収抑制薬か血管新生阻害薬による治療歴がある。
②顎顔面領域に骨露出または口腔内外の瘻孔より骨の触知が認められ、その状態が8週間以上持続している。
③顎骨への放射線治療歴はなく、明らかな顎骨への転移性の疾患がない。

以上3項目すべてに該当するとMRONJと診断される。典型的なMRONJの症例を示す（図3-5〜7）。

2　MRONJの鑑別診断

MRONJと誤診しやすいのは、放射線性骨髄炎以外に、顎炎、上顎洞炎、歯肉炎／歯周炎、う蝕、根尖性歯周炎、歯痛、非定型神経痛、線維性骨病変、肉腫、慢性硬化性骨髄炎、顎関節症などが挙げられる。

3　MRONJの発生頻度

1 がん患者におけるMRONJの発生頻度

ゾレドロネートのMRONJの発生頻度は1〜2％とされている。またデノスマブも同程度でMRONJが発症するといわれる。

表3-3 MRONJ発生に関与するとされているリスク因子

局所性	骨への侵襲的歯科治療(抜歯、インプラント埋入、根尖切除術、あるいは歯周外科手術など)
	口腔衛生状態の不良、歯周病、歯肉膿瘍。根尖性歯周炎などの炎症性疾患
	好発部位：下顎＞上顎、下顎隆起、口蓋隆起、顎舌骨筋線の隆起
	根管治療、矯正治療はリスク因子とはされていない
骨吸収抑制剤	N-BP ＞ non-N-BP
	デノスマブ(ランマーク、悪性腫瘍)(プラリア、骨粗鬆症)
	悪性腫瘍製剤＞骨粗鬆症用製剤
	投与量および投与期間
全身性	がん(乳がん、前立腺がん、肺がん、腎がん、大腸がん、多発性骨髄腫、その他のがん)
	糖尿病、関節リウマチ、低Ca血症、副甲状腺機能低下症、骨軟化症、ビタミンD欠乏、腎透析、貧血、骨ページェット病
先天性	MMP-2遺伝子、チトクロームP450-2C遺伝子などのSNP
ライフスタイル	喫煙、飲酒、肥満
併用薬	抗がん薬、副腎皮質ステロイド、エリスロポエチン
	血管新生阻害剤(サリドマイド、スニチニブ、ベバシズマブ、レナリドミドなど)
	チロシンキナーゼ阻害剤

いずれの因子もエビデンスに基づいて確定されたものではないことに留意。

2 骨粗鬆症患者におけるMRONJの発生頻度

経口、静注を問わず骨粗鬆症患者でMRONJを発症する頻度は低く、0.01〜0.02％と推定されている。岸本らは諸外国と比較して、わが国では経口薬によるMRONJの発生頻度は高く、兵庫県での調査で0.1％程度と推定している[7]。

3 窒素含有のMRONJへの影響

窒素含有のBP(N-BP)のほうが、窒素非含有のBP(non-N-BP)より発生頻度が高く、MRONJのほとんどはN-BPによるものとされる。

4 MRONJにおけるリスク因子

MRONJ発生に関与するとされているリスク因子を表3-3に挙げる。

1 外科的治療

リスク因子の中でも、骨への侵襲的歯科治療はMRONJ発生の主要なリスク因子と考えられている。ゾレドロネートの投与を受けているがん患者の症例対照研究によると、顎骨壊死を発生していないがん患者と比較した場合、抜歯術により顎骨壊死のリスクが16倍増加していたとの報告がある[4]。また長期コホート研究によると、BP注射薬を投与されたがん患者では、抜歯術により顎骨壊死のリスクが33倍増加していたとの報告もある[4]。

2 デンタルインプラント治療

骨吸収抑制薬を投与された患者のデンタルインプラントの埋入によるMRONJ発生リスクは不明である。しかしBP治療中、あるいは治療後に装着したインプラントは、リスク因子となる確率が高いことが報告されている[5〜7]。AAOMSのポジションペーパーは、デンタルインプラント埋入や歯内および歯周外科手術後のリスクは、骨を露出させて手術をする必要があるため、抜歯術と同等であろうと推察している[3]。インプラント治療では埋入手術により骨への侵襲が加わることも問題となるが、上部構造を装着したのちも、インプラント治療には天然歯のような上皮付着の機構がないため、つねに生体内の環境と外部の環境が交通している状態であることが、インプラントの治療期間、あるいはメインテナンス期間すべてにわたってMRONJの大きなリスクファクターとして考えてよい(公益社団法人日本口腔インプラ

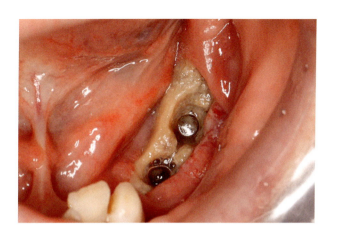

図3-8 インプラント治療後の骨吸収抑制薬によりMRONJを発症した症例。インプラント治療後に乳がんを発症。その後、骨転移のためインプラント埋入2年後にゾレドロネートの投与を受けた。投与後薬2年半でMRONJを発症した。インプラント周囲炎から波及したものと考えられた。

ント学会ホームページより一部改変)。

　当科においてもインプラント埋入後に乳がんを発症し、がん転移の治療としてゾレドロネート投与後にMRONJを発症した症例を経験しており、インプラント周囲炎がリスク因子となったと推察される(図3-8)。

③ 解剖的要因

　MRONJの発症は上顎よりも下顎に好発する。また義歯の使用はゾレドロネート、イバンドロネート、およびパミドロネート投与のがん患者では、義歯装着者のMRONJのリスクは2倍に上昇したと報告されている[7]。また下顎隆起、口蓋隆起、顎舌骨筋線の隆起はMRONJの好発部位であり褥瘡などによるMRONJの発生に注意が必要である。

④ 合併した口腔疾患

　歯周病や根尖性歯周炎のような炎症性歯科疾患の存在はリスク因子である。MRONJを発症したがん患者のうち、これら炎症性歯科疾患は50%にみられたとの報告もある[7]。

5　MRONJの病期(ステージング)

　表3-4にMRONJのステージを示す。BP服用患者において、下唇を含むオトガイ部の知覚異常(Vincent症状)は歯槽骨が露出する前にみられるMRONJの予兆とされている。

　ステージ1〜3までは骨露出をともない、ステージが上がるにつれて、歯肉の腫脹、排膿、疼痛をともない、顎骨壊死が進行すると、疼痛や感染が増悪し、外歯瘻や病的骨折を起こす。ステージ0のうち半分は顎骨壊死に進展しないとの報告もある[8]。

4：MRONJ服用患者の周術期管理

　骨吸収抑制薬を服用中の患者、あるいはこれから服用予定のある患者が来院したらどうすればよいのだろうか。
　MRONJが怖くて手をつけないという歯科医師も実際には多いのではないかと思う。しかしこれまでの研究から、骨吸収抑制薬の治療開始前にスクリーニングや適切な歯科処置を実施した患者と、予防歯科的な処置を受けなかった患者を比較した場合、適切な歯科処置を実施した患者の顎骨壊死のリスクは減少したとされている[9]。また、予防的処置を受けた患者のMRONJ発生率が約1/3に減少するとの報告もある[10]。
　歯科医師自身が、これらの薬剤を処方する医師と協力を図って、早期のスクリーニングや適切な歯科医療による介入を行うことが、MRONJを予防する第一歩であると考えられる。したがって、歯科医師はMRONJの専門家の一人として医師とともに患者に寄り添わなければならない。

1　患者教育

　まず、骨吸収抑制薬ががん患者や骨粗鬆症患者にとって有益な薬であることを説明する。
　またMRONJの発生頻度は必ずしも高くないこと、

▶▶ 骨吸収抑制薬を服用している患者

表3-4 MRONJのステージングとその治療法(文献4より引用・改変)

	MRONJステージング	治療法
リスクを有する患者	・明らかな骨壊死を認めないが、経口的または経静脈的に骨吸収抑制薬や血管新生阻害薬が投与されている患者	・治療の必要はない ・患者教育
ステージ0	・骨壊死を認めないが、非特異的な臨床所見やX線学的変化や症状がある	・鎮痛薬、抗菌薬使用などの全身的管理
ステージ1	・無症状で感染をともなわない骨露出や骨壊死またはプローブで骨を触知できる瘻孔	・抗菌性洗口薬の使用 ・3ヵ月ごとの経過観察 ・患者教育とビスフォスフォネート投与の適応についての再評価
ステージ2	・感染をともなう骨露出、骨壊死またはプローブで骨を触知できる瘻孔 ・骨露出部に疼痛、発赤をともない、排膿がある場合と、ない場合がある	・抗菌薬による対症療法 ・抗菌性洗口薬の使用 ・疼痛コントロール ・軟組織への刺激を軽減させるためのデブリードマンと感染対策
ステージ3	・疼痛、感染また1つ以上の下記の症状をともなう骨露出、骨壊死またはプローブで触知できる瘻孔 ・歯槽骨を越えた骨露出、骨壊死(たとえば、下顎では下顎下縁や下顎枝に至る。上顎では上顎洞、頬骨に至る)。その結果、病的骨折や口腔外瘻孔、鼻・上顎洞口腔瘻孔形成や下顎下縁や上顎洞までの進展性骨溶解	・抗菌性洗口薬の使用 ・抗菌療法と疼痛コントロール ・感染ならびに疼痛を長期的に軽減させるための外科的デブリードマン/切除

　MRONJの予防のために良好な口腔衛生状態を保つ必要があること、定期的なフォローアップが必要であることについて、患者の動機付けを行う。

2 骨吸収抑制薬・血管新生阻害薬による治療開始前の歯科治療

　まずは全顎的な検査、必要に応じて画像検査を行う。抜歯など歯槽骨に侵襲を与えるような外科手術、歯周治療、歯内療法、補綴処置を終了し、口腔衛生状態を良好にすることがMRONJの予防に有効である。

1 がん治療のために骨吸収抑制薬を投与予定の患者

・MRONJの発生のリスクを最小限にすることが治療目的となる。患者の全身状態が許容されるのであれば、口腔健康状態が最善になるまで、骨吸収抑制薬の投与は遅らせるべきである。この決定は患者の治療に従事する医師・歯科医師・その他専門家を交えて行う。
・すべての歯科治療は、骨吸収抑制薬治療開始の2週間前までに終えておくことが望ましい。
・いったん薬物治療が開始されると、悪化する可能性のある歯に対しては歯内療法・歯周療法・抜歯を行う。この中で抜歯はMRONJのリスクが高いので、抜歯後は十分に抜歯窩が上皮化するまで(14～21日)、または顎骨が十分に治癒するまで(術後3ヵ月)薬剤の投与開始を延長するのが望ましい。
・予防歯科、う蝕のコントロールと保存修復などの口腔ケアはMRONJ発症のリスクを低下するため継続する。
・義歯の使用は、MRONJのリスクを高めるので、義歯の製作や調整を前もって行っておく。また義歯による褥瘡に注意する。
・大きな骨隆起はリスク因子になるので除去する。

2 骨粗鬆症患者に対して骨吸収抑制薬を服用予定の患者

・骨粗鬆症患者での骨吸収抑制薬の使用は4年を超えるとMRONJのリスクが高まるとされ、AAOMSのポジションペーパーでは経口薬の投与期間は3年から4年に引き上げられた[3]。

図3-9 骨吸収抑制薬投与患者の休薬ガイドライン。(文献4より引用・改変)

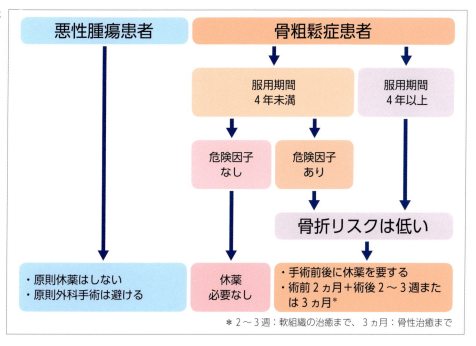

・患者にはMRONJのリスクに関して患者教育を行っていく。また口腔衛生を良好に保つようにする。

3 骨吸収抑制薬による治療中の歯科治療

1 がん患者で骨吸収抑制薬投与中の患者

・抜歯、インプラント埋入など歯槽骨に侵襲を加えるような外科処置は、原則として避ける(図3-9)。
・根尖病変がある歯は、歯内療法にて歯根を保存する。
・保存不可の歯を放置した場合、MRONJのリスクがあるので注意深く経過観察をする。
・重篤な感染、歯根破折、著しい歯の動揺などにより抜歯が避けられない場合には、MRONJの危険性について患者に説明し、同意を得る。
・義歯の圧痛箇所や圧迫部を削合調整する。

2 骨粗鬆症に対して骨吸収抑制薬服用中患者の休薬

・骨吸収抑制薬の治療を受けている歯科治療において、骨吸収抑制薬投与をそのまま継続するか、休薬するかについては意見の分かれるところである。2016年のポジションペーパーでは、従来のような**休薬をすべきという立場は取っていない**[7]。なぜなら休薬をすることで骨折予防のベネフィットはMRONJ発生のリスクを上回っており、休薬によりMRONJ発生リスクを減少させる可能性は少ないという米国歯科医学会の見解を示している。一方、米国口腔外科学会(AAOMS)では、骨折リスクを含めた全身状態が許容すれば2ヵ月前後の骨吸収抑制薬の休薬について主治医と協議・検討することを推奨しており、日本口腔外科学会もAAOMSの立場を支持している。したがって筆者らは、日本口腔外科学会の考えに準じ、**主治医と協議したうえで必要があれば2ヵ月の休薬を行う**こととしている。休薬についてのクライテリアを、図3-9に示す。

・服用期間が4年以上や、4年未満でも長期間のコルチコステロイドや血管新生阻害薬の併用があった場合には、主治医と相談し、骨折のリスクが高くないと判断された場合には、術前2ヵ月、術後3ヵ月(骨治癒が確認されるまで)はBPを休薬する(2014年のAAOMSのポジションペーパーでは術前の経口薬休薬期間が3ヵ月から2ヵ月に短縮された[3])(図3-9)。
・服用が4年未満で、臨床的なリスクファクターをもたない場合は、計画した手術の変更や延期の必要はない。
・インプラントの埋入において骨吸収抑制薬を服用し続けた場合、長期間にわたるインプラントトラブルの可能性と、リスクは低いがMRONJが発生する可能性の

あることを十分に説明する。
・インプラント治療においては定期的なリコールが必要である。

4　MRONJと診断された患者の歯科治療

治療の目的は痛みを取り除き、軟組織や硬組織の感染を制御し、MRONJの新たな発生や進行を最小限にすることである。すでにMRONJになっている患者での抜歯など歯槽骨部の外科治療は、MRONJの拡大につながるので避けなければならない。

MRONJそのものの治療については次項に述べる。

5：MRONJの治療

MRONJの治療のための治療方針は次の3項目である。
①骨壊死領域の進展を抑える。
②疼痛、排膿、知覚異常などの症状の緩和と感染制御により患者のQOLを維持する。
③歯科医療従事者による患者教育および経過観察を定期的に行い、口腔管理を徹底する。

基本的にはMRONJの治療はステージングに基づいた治療が行われる。ステージングの診断およびそれに基づくMRONJの治療の骨子は、第1に疼痛の緩和、二次的感染予防、病変（壊死部位）の拡大の防止による患者のQOLの維持と、第2に患者教育および経過観察による口腔ケアの徹底である。

いずれのステージにおいても歯／歯周疾患の積極的な治療と抗菌性洗口剤使用による口腔衛生状態の改善、そして全身的抗菌薬投与による治療が共通して重要となる。

ステージにかかわらず分離した腐骨は除去し、軟組織の治癒を促進させ、かつ顎骨壊死の進展を防ぐのが基本方針となる。また、ステージの進行したMRONJの治療は、大学病院や総合病院の口腔外科で行われるべきものである。

1　ステージングに基づいたMRONJ治療の最近の考え方

MRONJの治療は**表3-4**に示したように、ステージングに基づいて行われる。従来MRONJは難治性とされ、外科的治療は症状の悪化をまねく可能性があり、抗菌薬の投与や洗浄など保存療法が推奨されていた。

しかし、保存療法のみでは症状が改善されず、むしろ悪化する症例もあることがわかってきた。そこで2014年のAAOMSのポジションペーパーでは、「非外科的治療が奏功しなかった場合は、慎重に外科的治療を検討する」となった[3]。

病期ステージに関係なく、軟組織の炎症の原因となる壊死骨や分離した腐骨は、軟組織の治癒を促進させるためにも除去するのが原則である。

外科療法の成功には、病変部を完全に切除し、切除後なるべく閉鎖創にすることが重要である。

すでにMRONJが生じている壊死骨内の症状のある歯は、抜歯がMRONJを増悪させる可能性は低いので、抜歯を検討する。

2　MRONJに有効な抗菌薬

原則的には、細菌培養検査の結果に応じて抗菌薬を使用する。露出骨の分離菌の多くは、ペニシリン系抗菌薬に感受性を示す。

ペニシリンアレルギーの患者には、ニューキノロン、メトロニダゾール、クリンダマイシン、ドキシサイクリン、エリスロマイシンが有効とされる[7]。

3　MRONJ発生患者の骨吸収抑制薬の休薬

MRONJを発症しているか否かで、休薬の考え方が変わる。MRONJを発症していない時点の休薬を「予防的休薬」、発症後の休薬を「治療的休薬」と呼ぶ[7]。ここでは治療的休薬について述べる。

1 がん患者の休薬

骨吸収抑制薬は、骨関連事象を遅延、減少させ、患者のQOLの維持に貢献することが示されている。

したがって、MRONJが発生した場合でもがん治療の継続を優先し、そのサポートを行う。骨吸収抑制薬の休薬に関しては、病状を考慮したうえで休薬が可能かどうか相談する。腐骨の分離を促すため、原因薬剤の休薬を検討してもらうこともある。

2 骨粗鬆症患者の休薬

主治医に相談し、骨吸収抑制薬を一時中止するか、あるいは他の薬剤への変更を考える。BPの中止は、露出した骨の緩徐な改善や治癒を促し、腐骨が分離し、自然排出する可能性がある。

4 その他の治療法

1 副甲状腺ホルモン（テリパラチド療法）

副甲状腺ホルモンには骨芽細胞を増やす作用があり、そのために骨形成が促進される。このように副甲状腺ホルモン製剤を用いて骨形成を促進させる骨粗鬆症治療薬として、テリパラチド（商品名：フォルテオ®、テリボン®）がある。テリパラチドがBRONJに有効、との報告[11]も出てきており、今後その応用が注目されている。

2 エチドロネート代用置換療法

前術のようにN-BPの骨吸収抑制作用は、non-N-BPよりもはるかに強い。MRONJのほとんどはN-BPにより発症する。筆者らのグループはマウスを用いた実験で、non-N-BPであるエチドロネート（Eti）は骨に結合したN-BPsを追い出す効果があることを見いだした[12]。

一連の研究からMRONJの治療として、東北大学の倫理委員会の承認を得て、BRONJ患者におけるEtiの代替療法を行った。すなわちBRONJ発症またはそのリスクのある患者でN-BPを中止し、N-BPの代用薬としてEtiを使用すると、Etiは骨に蓄積したN-BPと置換し、N-BPを遊離させる。Etiは遊離N-BPの顎骨周囲の軟組織細胞への取り込みを抑制し、N-BPによる細胞毒性を抑制することが期待できる。また腐骨形成も促進することが示された。

東北大学病院およびいくつかの関連病院の協力を得てBRONJ患者25名において、それぞれEti投与群と非投与群とを比較し、その有効性を示唆する結果を得ている[13]。Etiによる治療終了後、N-BP治療再開も可能である。その応用が注目されている。

代表症例を供覧する[14]（**図3-10～14**）。

5 症例供覧

患者は65歳、女性。近医歯科での消炎治療後、紹介となった。

初診のパノラマX線写真では6̄7̄部の歯槽骨の高度な吸収、同部下顎骨にび慢性骨硬化像を認めた（**図3-10a**）。CT所見では下顎骨左側骨体部に境界不明瞭な骨硬化像、下顎左側大臼歯根尖部に高度骨吸収、骨壊死を認めた（**図3-10b**）。

BRONJステージ2と診断し、処置を行った。その概略を**図3-11**に示す。抗菌薬の投与および糖尿病のコントロールの後、non-N-BPのエチドロネートへの置換療法をかかりつけの整形外科医に依頼した。エチドロネート投与2ヵ月後、6̄7̄の抜歯と腐骨除去を行った（**図3-12**）。

その後の治癒経過は良好で（**図3-13**）、約1年後にアレンドロネートを再開した。術後のCT画像では下顎骨左側に骨硬化像が認められるものの、海綿骨部の不透過像が顕著に軽減し、また骨の新生を認めた（**図3-14**）。

▶▶ 骨吸収抑制薬を服用している患者

症例 3-1 エチドロネート代用置換療法（図3-10〜14）

- ◆患者年齢、性別………65歳、女性
- ◆主　　　　訴………左下臼歯部疼痛
- ◆初診日………2009年10月
- ◆既　往　症………30年前から糖尿病、10年前から骨粗鬆症、気管支喘息。
- ◆現　病　歴………骨粗鬆症に対しアレンドロネート（ボナロン®）を2年服用後、下顎左側臼歯部に腫脹と咬合痛を認めた。

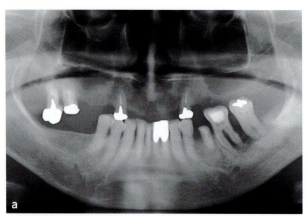 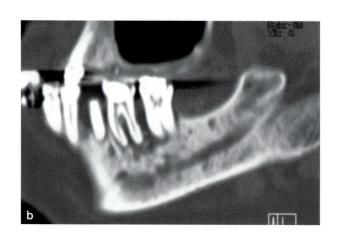

図3-10a、b　初診時パノラマX線写真とCT像。

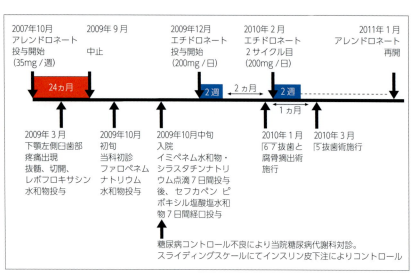

図3-11　本症例の患者の治療経過。

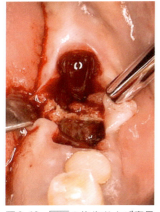
図3-12 ６７┘の抜歯および腐骨除去術。

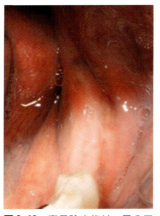
図3-13 腐骨除去後11ヵ月の口腔内。骨露出は認められず良好な治癒を示した。

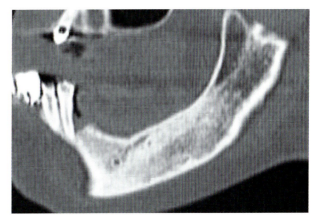
図3-14 腐骨除去後１年７ヵ月のCT像。

> **第３章のまとめ**
>
> ## 骨吸収抑制薬を服用している患者に歯科治療を行う場合のポイント
>
> - ☑ がん治療のため骨吸収抑制薬を投与予定の患者では、すべての歯科治療は投薬開始の２週間前までに終えておくことが望ましい。
> - ☑ がん患者で骨吸収抑制薬投与中の患者では、抜歯・インプラント治療など侵襲の強い外科処置は原則として避ける。
> - ☑ 骨粗鬆症に対して骨吸収抑制薬を服用中の患者で、服薬期間が４年未満でステロイドなどの危険因子のない患者では休薬の必要はない。
> - ☑ 骨粗鬆症に対して骨吸収抑制薬を服用中の患者で、服薬期間が４年以上、または４年未満の患者でもステロイド服用など危険因子がある場合は、主治医と協議したうえで、必要があれば２ヵ月程度の休薬を検討する。

6：おわりに

　MRONJの発生頻度は著しく高いわけではない。しかし、今のところ有効な治療法が確立されていないのが現状である。また、インプラント治療がMRONJの発生にどれくらいかかわっているのかに関してはエビデンスがまだまだ不足しているが、インプラント埋入外科手術のみならず、メインテナンス中でもMRONJを発症することもある。

　したがって、骨吸収抑制薬が投与されている患者に対するインプラント治療は、症例を十分に選択し、慎重な対応が必要である。そのためにもわれわれ歯科医師はMRONJに対する最新の知識を修得し、骨吸収抑制薬を処方する医師との緊密な連携をとり、患者に十分に説明し、理解を得る必要があると思われる。

参考文献

1. Marx RE. Pamidronate(Aredia)and zoledronate(Zometa)induced avascular necrosis of the jaws: a growing epidemic. J Oral Maxillofac Surg 2003；61(9)：1115-1117.
2. Urade M, Tanaka N, Furusawa K, Shimada J, Shibata T, Kirita T, Yamamoto T, Ikebe T, Kitagawa Y, Fukuta J. Nationwide survey for bisphosphonate-related osteonecrosis of the jaws in Japan. J Oral Maxillofac Surg 2011；69(11)：e364-371.
3. Ruggiero SL, Dodson TB, Fantasia J, Goodday R, Aghaloo T, Mehrotra B, O'Ryan F; American Association of Oral and Maxillofacial Surgeons. American Association of Oral and Maxillofacial Surgeons position paper on medication-related osteonecrosis of the jaw--2014 update. J Oral Maxillofac Surg 2014；72(10)：1938-1956.
4. 矢郷 香．臨床医のための最新2014年のAAOMSポジションペーパーの解説①．MRONJの診断と治療指針．In；柴原孝彦，岸本裕充，矢郷 香，野村武史．薬剤・ビスフォスフォネート関連顎骨壊死 MRONJ・BRONJ．最新米国顎顔面外科学会と本邦の予防・診断・治療の指針．東京：クインテッセンス出版，2016：57-81.
5. 社団法人日本口腔外科学会ポジションペーパー：ビスホスホネート系薬剤と顎骨壊死〜臨床病態と治療ガイドライン2008〜．
6. ビスフォスフォネート関連顎骨壊死検討委員会．ビスフォスフォネート関連顎骨壊死に対するポジションペーパー(改訂追補2012年版)．
7. 顎骨壊死検討委員会．骨吸収抑制薬関連顎骨壊死の病態と管理：顎骨壊死検討委員会ポジションペーパー2016．
8. Fedele S, Porter SR, D'Aiuto F, Aljohani S, Vescovi P, Manfredi M, Arduino PG, Broccoletti R, Musciotto A, Di Fede O, Lazarovici TS, Campisi G, Yarom N. Nonexposed variant of bisphosphonate-associated osteonecrosis of the jaw: a case series. Am J Med 2010；123(11)：1060-1064.
9. Bonacina R, Mariani U, Villa F, Villa A. Preventive strategies and clinical implications for bisphosphonate-related osteonecrosis of the jaw: a review of 282 patients. J Can Dent Assoc 2011；77：b147.
10. Dimopoulos MA, Kastritis E, Bamia C, Melakopoulos I, Gika D, Roussou M, Migkou M, Eleftherakis-Papaiakovou E, Christoulas D, Terpos E, Bamias A. Reduction of osteonecrosis of the jaw (ONJ) after implementation of preventive measures in patients with multiple myeloma treated with zoledronic acid. Ann Oncol 2009；20(1)：117-120.
11. Yoshiga D, Yamashita Y, Nakamichi I, Tanaka T, Yamauchi K, Yamamoto N, Nogami S, Kaneuji T, Mitsugi S, Sakurai T, Kiyomiya H, Tominaga K, Morimoto Y, Takahashi T. Weekly teriparatide injections successfully treated advanced bisphosphonate-related osteonecrosis of the jaws. Osteoporos Int 2013；24(8)：2365-2369.
12. Oizumi T, Funayama H, Yamaguchi K, Yokoyama M, Takahashi H, Yamamoto M, Kuroishi T, Kumamoto H, Sasaki K, Kawamura H, Sugawara S, Endo Y. Inhibition of necrotic actions of nitrogen-containing bisphosphonates(NBPs)and their elimination from bone by etidronate (a non-NBP): a proposal for possible utilization of etidronate as a substitution drug for NBPs. J Oral Maxillofac Surg 2010；68(5)：1043-1054.
13. Oizumi T, Yamaguchi K, Sato K, Takahashi M, Yoshimura G, Otsuru H, Tsuchiya M, Hagiwara Y, Itoi E, Sugawara S, Takahashi T, Endo Y. A Strategy against the Osteonecrosis of the Jaw Associated with Nitrogen-Containing Bisphosphonates(N-BPs) : Attempts to Replace N-BPs with the Non-N-BP Etidronate. Biol Pharm Bull 2016；39(9)：1549-1554.
14. 大泉丈史，長坂 浩，高橋正任，山口晃史，遠藤康男，高橋 哲．ビスフォスフォネート関連顎骨壊死(BRONJ)のエチドロネート代用置換治療の試み：糖尿病患者での症例．東北大歯誌　2016；34・35：66-72.

第4章

糖尿病患者

1：はじめに

　厚生労働省の調査によれば、本邦の糖尿病患者は約950万人と推定されている（2012年国民健康・栄養調査）。また2011年の調査では、成人の27％が糖尿病を「強く疑う」ことが明らかになっている。実に日本人の男性の16％、女性の10％が糖尿病か糖尿病を強く疑われるということになる。超高齢社会を迎える日本において、平均寿命は世界最長といわれる。一方、健康上の問題で日常生活が制限されることなく生活できる期間、いわゆる"健康寿命"も世界一である。しかし、平均寿命と健康寿命の差は10年あり、"糖尿病"が健康寿命を損なう主な要因であることが浮き彫りになってきた。

　インプラント治療は咀嚼による健康増進を通して患者のQOLを向上させ、健康寿命に寄与しうるものであるが、**糖尿病はインプラント治療のリスクファクターとして認識されている**。周術期においては低血糖による意識障害、術後や経過観察期間においては細小血管の血流障害や免疫反応の低下による創傷治癒不全、オッセオインテグレーションの獲得不良、インプラント周囲炎など感染のリスク増大が起こりうる。したがって、われわれは糖尿病について十分な知識をもっておく必要がある。

　本章では"糖尿病"に焦点を当て、インプラント治療をはじめとした外科治療における問題点と周術期のリスクマネジメントを中心に概説する。

2：糖尿病とは？

1　いまさら聞けない、糖尿病って何？

　ブドウ糖が血液の中に増えすぎてしまう病気である。インスリンが十分に作用しないために起こる。

　食事により体内に取り込まれた糖質は、胃や腸で分解されブドウ糖となり、血液中に吸収される。全身の細胞は血液中からブドウ糖を取り込み、エネルギー源として利用するが、膵臓のランゲルハンス島を構成するβ細胞から分泌されるインスリンがこの取り込みを助ける。インスリンは、この細胞のブドウ糖の取り込みに不可欠である。血糖値が上がるのをランゲルハンス島のβ細胞が感知し、それに見合った量のインスリンをすみやかに分泌する。しかし、インスリンが十分に作用しないと、血糖値が上がった高い状態が続き、その結果としてさまざまな障害が現れる。それが糖尿病の合併症である。

2　原因と病態は？

　糖尿病は、その成因によって大きく4つの病型に分けられる[1]（**表4-1**）。

　糖尿病の原因に遺伝と高カロリー、高脂肪食、運動不足などにより引き起こされる「インスリンの作用不足」がある。インスリン作用不足には2つの原因があり、1つは膵臓の働きが弱くなりインスリンの分泌量が低下するため（インスリン分泌低下）、もう1つは肝臓や筋肉組織がインスリンの働きに対し鈍感になり、インスリンが効きにくくなるため（インスリン抵抗性の発現）である。

　1型糖尿病は、ランゲルハンス島のβ細胞が何らかの原因で破壊され、インスリンがほとんど分泌されないため、高血糖になる。

　2型糖尿病は、インスリンが十分に分泌されなかったり、分泌のタイミングが悪かったりする分泌低下と、インスリン抵抗性の増加による両方がかかわっていると考えられ、これには遺伝因子よりも過食、肥満、運動不足、

表4-1　糖尿病の病型分類（文献1より引用・改変）

病型分類	成因
1型糖尿病	・インスリンを合成・分泌するランゲルハンス島のβ細胞の破壊により、インスリンがほとんど産生されない
2型糖尿病	・インスリンの分泌量が不足していたり、分泌のタイミングが遅れたりする ・インスリンが効きにくい（インスリン抵抗性）のために、インスリン作用が低下する
その他の特定の機序、疾患によるもの	・遺伝子として遺伝子異常が確認されたもの ・膵臓病（膵炎、膵臓がんなど）、内分泌疾患（ホルモンの病気）、肝臓病（肝炎など）、薬剤や化学物質によるもの、感染症などが原因で起こる糖尿病
妊娠糖尿病	・妊娠中に初めて発見または発症した、糖尿病に至っていないなどの代謝異常

図 4-1　糖尿病が引き起こす合併症。

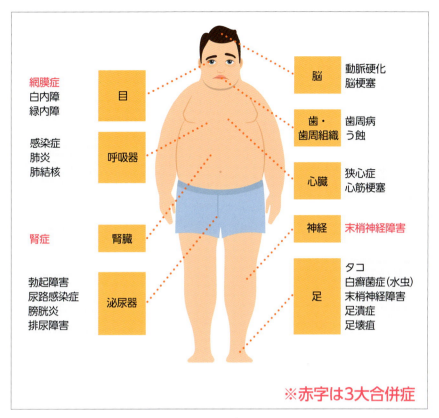

ストレス、加齢などの環境因子が大きくかかわっているといわれる[1]。いわゆる生活習慣すなわち食習慣、運動習慣、酒・たばこの嗜好習慣、そして休養習慣（睡眠、入浴、ストレスからの回避、散歩、日光浴、コミュニケーション）が深くかかわっているために生活習慣病といわれるのである。

3　どんな自覚症状がある？

初期の段階ではほとんど無症状だが、次第に以下の症状が現れてくる。
①尿量・尿の回数が多くなる（頻尿）
②のどが渇く、水分をたくさん摂る
③だるい、疲れやすい
④よく食べるわりに体重が減る
また、糖尿病の進行とともに、次のような合併症の症状が現れる。
①目がかすむ、視力が低下する
②足がむくむ
③足がしびれる、痛い
④立ちくらみがする
⑤傷が治りにくい、化膿しやすい

糖尿病は自覚症状がなくても、見えないところで合併症が進行している場合がある。

4　合併症は？

糖尿病の三大合併症は、①糖尿病性網膜症、②糖尿病性腎症、③糖尿病性神経障害である。
これらの障害は糖尿病だけで起こる障害で、主として高血糖によって、細小血管が損なわれる結果として起こる。その他にも、種々の臓器に以下のような合併症が出現する（図 4-1）。
①末梢神経（手足のしびれ、感覚麻痺）
②歯・歯周組織（歯周病、う蝕※）
③目（網膜症、白内障、緑内障）
④腎（腎症、腎機能が低下し、人工透析の必要性が出てくる）
⑤脳（動脈硬化、脳梗塞）
⑥心臓（狭心症、心筋梗塞）
⑦呼吸器（肺炎、肺結核）
⑧泌尿器（尿路感染症、勃起障害、排尿障害）
⑨足（タコ、水虫、足壊疽）
※糖尿病と歯周病については次ページのコラム参照。

▶▶ 糖尿病患者

5　診断は？

図4-3に糖尿病の臨床診断のフローチャートを示す。初回検査で「糖尿病型」に合致した場合、a）血糖値とHbA1cともに糖尿病型、b）血糖値のみ糖尿病型、c）HbA1cのみ糖尿病型の3つのパターンに分かれ、フローチャートに沿って「糖尿病」の診断がなされる。

6　治療目標、方法は？

治療目標は、血糖のコントロールにより合併症を防ぎ、健康な人と変わらない活動的な生活を長く続けられるようにすることである。そのために、「インスリンの作用不足」を改善し、血糖値をできるだけ正常にすることが大切である。治療は基本的に以下の3つを組み合わせて行われる。

1 食事療法
適切な食事量を守ることで、吸収するブドウ糖の量を減らす。

2 運動療法
運動することで筋肉などの細胞が血液中のブドウ糖を消費し、インスリン抵抗性を改善する。

3 薬物療法
食事療法や運動療法で血糖値を十分にコントロールできない場合には、内服薬やインスリンなどの薬を使って

COLUMN

糖尿病と歯周病

糖尿病と歯周病はともに代表的な生活疾患病で、生活習慣要因として食生活や喫煙が関与する。また、糖尿病は喫煙と並んで、歯周病の2大リスクファクターである。このように、糖尿病と歯周病は密接な関係があることが知られている（図4-2）。

①糖尿病が及ぼす歯周病への影響
糖尿病は細小血管障害、創傷治癒の遅延、結合組織コラーゲンの代謝異常などがあり、歯周病の発症・進行に影響を与える。また糖尿病があると、歯周病関連細菌により感染しやすくなり、炎症により歯周組織が急激に破壊され、歯周病が重症化する。

②歯周病が及ぼす糖尿病への影響
歯周病関連細菌の内毒素がTNF-αの産生を促進し、TNF-αはインスリン抵抗性を増加する。
したがって歯周病の存在は血糖値を上げ、糖尿病のコントロールを困難にする。同時に歯周病も進行していくという悪循環に陥る。
インスリン抵抗性の増加にともない、身体はより多くのインスリンを産生しようとし、インスリン産生細胞の膵β細胞が疲労困憊し、末期の糖尿病となる。

③歯周病治療による糖尿病への影響
歯周病の適切な治療が、HbA1cの改善に寄与することが明らかになりつつある。
歯周病治療により、歯周炎に起因するTNF-αの産生量が低下し、インスリン抵抗性が改善して血糖コントロールが好転するとされる。したがって、糖尿病患者で歯周病のある場合は、早期に歯周病の改善を図る必要がある[2]。

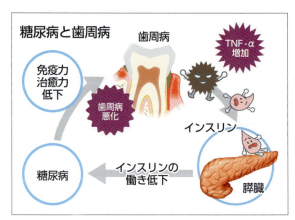

図4-2　糖尿病と歯周病の関係。

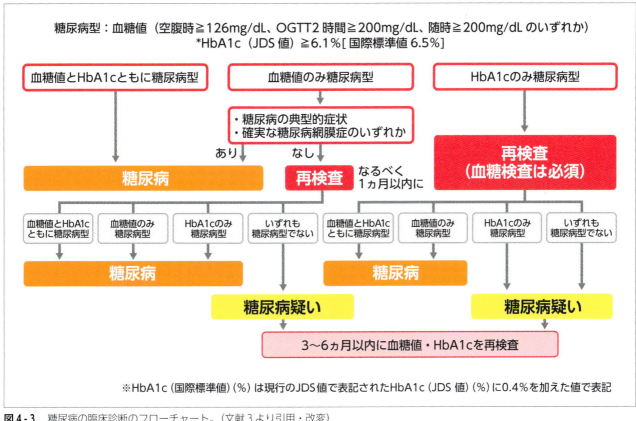

図4-3 糖尿病の臨床診断のフローチャート。（文献3より引用・改変）

血糖値を下げる。

1型糖尿病であれば、基本的にはインスリン療法を一生にわたって行う。

2型糖尿病では、多くの場合内服治療を行うが、経口薬が効かなくなり血糖値が400～500mg/dLとかなり高値であったり、尿ケトン体が陽性であったり、感染症の合併や外傷があったときはインスリンを使うことがある。2型糖尿病ではインスリンを使うのは一時的であることも多く、最近では発症時にインスリンを使い、血糖状態を整えた後で、経口薬を使うと安定したコントロールが続くことがわかってきた。

7　使用される薬

1 経口血糖降下薬

インスリン抵抗性改善系、インスリン分泌促進系、食後高血糖改善系の3つのカテゴリーに分類される。主なものを**表4-2**に示す。

2 インスリン

では、インスリン療法はどのような時に適用されるのであろうか。その適応を以下の①～⑥に挙げる。

① 1型糖尿病患者

1型糖尿病は何らかの原因でインスリンの分泌が完全になくなっているので、基礎分泌と追加分泌の療法を補うインスリンを一生注射しなければならない。

②経口薬で血糖のコントロールがうまくいかない場合

2型糖尿病の場合、治療上インスリンが不要な時期と必要な時期とがある。コントロールが不良の場合は必要性が上がり、インスリンを使って血糖値が改善するとインスリン治療の必要性が下がる。

③糖毒性を取り除く必要があるとき

血糖は体にとって毒のごとく作用するため「糖毒性」と呼ばれる。インスリン治療によって糖毒性はなくなる。追加分泌がなく、基礎分泌がある程度ある2型糖尿病の場合、追加分泌の部分を速攻型インスリンで補うと、健康な人のインスリン分泌に近づけることができ、血糖値が改善する例がある。

▶▶ 糖尿病患者

表4-2 主な経口血糖降下薬

カテゴリー	一般名	主な製品名	注意点
カテゴリー1：インスリン抵抗性改善系	チアゾリジン薬（ピオグリタゾン）	・アクトス〈武田テバ薬品〉	・インスリン抵抗性があるような上半身肥満型の人に用いる。 ・低血糖の危険は少ない。
	ビグアナイド薬（メトホルミン、ブホルミン）	・メトグルコ〈大日本住友製薬〉 ・メデット〈トーアエイヨー〉	・肝臓での糖の新生を抑え、また肝臓への糖の取り込みを促進する。さらに、筋肉や肝臓などでのインスリンの効きを改善する。また食欲も抑える。 ・血糖を下げる働きは穏やかである。 ・2型糖尿病で肥満の人に有効である。 ・インスリンやSU薬と併用される。
カテゴリー2：インスリン分泌促進系	速攻型インスリン分泌促進薬（ナテグリニド、ミチグリニド）	・スターシス〈アステラス製薬〉 ・グルファスト〈武田薬品工業〉	・膵臓のβ細胞を直接刺激して、インスリンの分泌を促進する。SU薬に比べて作用時間が約3時間と短い。 ・食後の血糖値のみが高い、軽症2型糖尿病で用いる。 ・早く飲み過ぎると、食事を摂る前の空腹時に低血糖を起こす可能性がある。しかし低血糖は長引くことはない。
	スルホニル尿素薬（SU薬）（グリメピリド、グリクラジド）	・ダオニール〈サノフィ〉 ・オイグルコン〈太陽ファルマ〉 ・グリミクロン〈大日本住友製薬〉 ・アマリール〈サノフィ〉	・膵臓のβ細胞を長時間直接刺激して、インスリンの分泌を促進する。血糖値を下げる作用が強い薬である。 ・空腹時血糖値も食後血糖値もともに高い、少し悪化した糖尿病に用いられる。 ・低血糖の副作用は多い。特に高齢者や、肝障害・腎障害のある人で起こりやすい。
カテゴリー3：食後高血圧改善系	α-グルコシダーゼ阻害薬（アカルボース、ボグリボース、ミグリトール）	・ベイスン〈武田テバ薬品〉 ・グルコバイ〈バイエル製薬〉	・腸でのα-グルコシダーゼという消化酵素の働きを抑え、食後の血糖値を高くならないようにする。 ・2型の軽症の糖尿病で食後の血糖値のみが高い人に用いる。

表4-3 インスリンの分類、作用時間、薬品名（文献4より引用・改変）

作用時間	分類	主な製品名	特徴
(図)	超速効型	・ヒューマログ注ミリオペン* ・ノボラピッド注フレックスペン**	作用発現まで10〜20分 食直前に皮下注
(図)	速効型	・ノボリンR注フレックスペン**	作用発現まで約30分 食前に皮下注
(図)	中間型	・ノボリンN注フレックスペン**	1〜2時間で作用発現 6〜8時間で作用がピーク
(図)	超速効型中間型混合	・ヒューマログミックス25注ミリオペン* ・ヒューマログミックス50注ミリオペン* ・ノボラピッド30ミックス注フレックスペン**	超速効型と中間型が一定の割合で混ざっている
(図)	速効型中間型混合	・ノボリン30R注フレックスペン**	速効型と中間型が一定の割合で混ざっている
(図)	持続型	・ランタス注ソロスター*** ・レベミル注フレックスペン**	1〜2時間で作用発現 24時間持続 食事に関係なく皮下注できる

取り扱い企業：*日本イーライリリー、**ノボ ノルディスク ファーマ、***サノフィ。

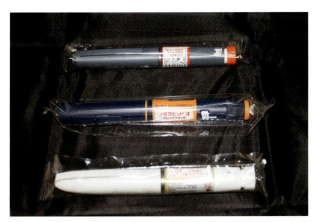

図4-4　主なインスリンの剤形。（写真提供：東京医科歯科大学 髙橋弘充特任教授）

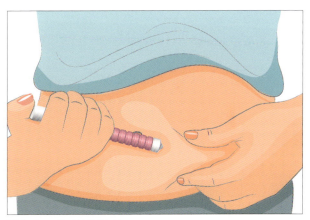

図4-5　インスリン注射。

④ステロイド剤を使用中で血糖値の悪化した場合
⑤初めて糖尿病になって血糖値が高い人（空腹時血糖200mg/dL以上）
⑥手術の前後

3 インスリン製剤の種類と使用法

インスリン製剤はその作用時間により5種類に分類される（**表4-3**）。

インスリン製剤にはペン型注射器に装着して使用するカートリッジ製剤、製剤・注射器一体型のキット製剤、バイアル製剤がある（**図4-4**）。

通常は皮下組織に注射する。また通常は吸収が早く安定している腹部に行う（**図4-5**）。

▶▶ 糖尿病患者

表 4-4 糖尿病患者への問診項目

項目	問診事項
糖尿病のタイプ	・いつ糖尿病と診断されたか ・1型、2型あるいはその他 ・重症度
発病の時期	
どのような治療を受けているか	・運動、食事療法のみ ・経口血糖降下薬（カテゴリー、薬剤名、投与量、投与回数） ・インスリン注射（薬剤名、作用時間、投与量、投与回数）
血糖値のコントロール	・HbA1c
低血糖発作のリスク	・低血糖発作の頻度 ・これまで起きた低血糖発作の誘因 ・低血糖発作時に現れる症状（めまい、悪心、頻脈、あくび） ・低血糖発作の対処法
合併症の有無、重症度	・どのような合併症か、またその重症度は 　例：脳梗塞、網膜症、白内障、糖尿病性腎症、慢性腎不全、神経痛など

3：糖尿病患者が来院したら

1 糖尿病患者の治療にあたりまず気をつけることは？

　糖尿病患者でも血糖値のコントロールが良好な場合は、通常の治療が可能である。しかし、歯周疾患や智歯周囲炎などの歯性感染症や炎症が原因で血糖値が異常に上昇することがある。

　インスリン治療や経口血糖降下薬を服用している患者において、痛みや腫脹により食物摂取量が減ったりすると、低血糖症状を引き起こす可能性がある。

　糖尿病患者では動脈硬化性変化から高血圧、狭心症、脳梗塞などを合併することが多い。

2 糖尿病患者の問診の取り方

　糖尿病患者の問診項目を**表 4-4**に示す。これらの項目について患者から十分な情報を得るとともに、主治医に対診を行い、しっかりとした情報の把握が何よりも大切である。

3 糖尿病患者におけるインプラント治療を含む歯科治療の注意点

1 急性合併症（過血糖症、低血糖症）に対する注意

　過血糖症と低血糖症の誘発要因、臨床症状、および発症の仕方を**表 4-5**に示す。**日常臨床で特に怖いのは、低血糖症である。**

①過血糖症とは

　過血糖症は、インスリンの欠乏により血中のグルコースを利用できず、代用エネルギーとして脂肪を代謝することにより、代謝産物であるアセト酢酸、β-オキシ酪酸、アセトンなどのケトン体血中濃度が上昇し、代謝性アシドーシスとなる。この状態が重度になると患者は深くて速い呼吸（Kussamaul呼吸）をするようになる。

　アセトンは肺から呼気中に排泄するため、呼気が果実臭を帯びる。

　さらに代謝性アシドーシスがひどくなると、昏睡状態になり死に至る。

②低血糖症とは

　中枢神経系の細胞は主としてグルコースをエネルギー源としているため、血糖の低下に弱く、血糖値が50mg/dL以下になると、大脳は正常な機能を行えなくなる。

表4-5 低血糖症と過血糖症の誘発要因、臨床症状、発症の仕方（文献7より引用・改変）

	過血糖症	低血糖症
どのような患者に起こりやすいか？	・血糖値のコントロールが悪く、日頃から尿糖(＋＋＋) ・血糖値の非常に高い患者	・経口血糖降下薬／インスリン投与患者 ・日頃の検査で血糖値が低値を示す患者
どのような場合に起こりやすいか？	・インスリン投与不足 ・感染、発熱などの原因でインスリン必要量増加	・インスリン投与の過量 ・食事摂取不足（食事時間の遅れ、処置後の食事摂取困難）
臨床症状	・代謝性アシドーシス 　嘔吐、Kussmaul呼吸、呼気のアセトン臭 ・浸透性利尿 　多尿・脱水・血圧低下 ・脱水症状 　皮膚の乾燥、紅潮	・副交感神経刺激症状 　空腹感、悪心、あくび ・精神機能低下 　嗜眠、あくび、計算力低下 ・交感神経刺激症状 　頻脈、発汗、過呼吸
昏睡の発症の仕方	・過血糖性昏睡 　何時間もかかる	・低血糖性昏睡 　急速

図4-6 血糖値の低下にともなって発現する臨床症状。

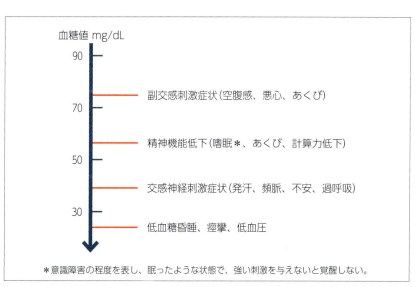

血糖値の低下にともなって発現する臨床症状を**図4-6**に示す。まず、大脳の機能低下としての症状（空腹感、悪心、あくび、計算力の低下）が現れる。**血糖値が低下すると、交感神経が低血糖に対処する防御機能として作動し、交感神経刺激症状（発汗、頻脈、不安、心配、過呼吸）が現れる。**意識はあるが、アルコールまたは薬物中毒のような奇怪な行動を示すようになる。**さらに血糖値が下がると、意識消失し、痙攣、低血糖となり、放置すれば死に至る。**

2 感染症に対する注意

コントロールの悪い糖尿病患者では感染抵抗が低く、一度感染を受けると重篤化しやすいうえに、創傷治癒が遅れる。これには過血糖による白血球の貪食能の低下と、糖尿病による細小血管障害が関係している。

感染が起こるとインスリンの必要量が増大し、感染と関係してインスリン拮抗作用のあるカテコラミン、糖質コルチコイドなどのホルモンの分泌量が増えるために、著しい過血糖となり、糖尿病の病態を悪化させ、感染症はさらに重篤化する。

4：糖尿病患者のインプラント／外科治療

糖尿病患者がインプラント治療を希望し、インプラント埋入や骨造成などの外科処置が必要な場合、どのよう

65

▶▶ 糖尿病患者

表4-6 血糖コントロールの指標と評価（文献4より引用・改変）

指標	優	良	可 不十分	可 不良	不可
HbA1c(NGSP)(％)	6.2未満	6.2〜6.9未満	6.9〜7.4未満	7.4〜8.4未満	8.4以上
(JSD)(％)	5.8未満	5.8〜6.5未満	6.5〜7.0未満	7.0〜8.0未満	8.0以上
空腹時血糖値(mg/dL)	80〜110未満	110〜130未満	130〜160未満		160以上
食後2時間血糖値(mg/dL)	80〜140未満	140〜180未満	180〜220未満		220以上

な管理をしたら良いのであろうか？　前述のように糖尿病患者では厳密な血糖のコントロール（過血糖、低血糖の防止）、感染予防、術後の長期間にわたるインプラントのメインテナンスが重要となる。

1 インフォームドコンセントと患者教育

Moyらの長期間のインプラントのリスクにかかわる研究では、**糖尿病患者は健常者に比べ、インプラント失敗のリスクが約3倍（失敗率：31.3％）としている**[6]。糖尿病は喫煙とともにインプラントのリスクファクターと考えられている。歯科医師は患者にその旨を十分に説明する義務がある。

インプラント周囲炎との関連では、Ferreiraらが、糖尿病患者においては健常者と比較してインプラント周囲粘膜炎の発生率には有意差はないが、**インプラント周囲炎の発生率は明らかに糖尿病患者で高いとしている**[7]。

インプラント治療は患者のQOLを向上させる治療だが、手術、メインテナンス、予後の点で健常者と比べてリスクが大きいこと、インプラントのリスクファクターであること、メインテナンスが重要である点を十分に説明しインフォームドコンセントをとることが重要である。

2 血糖のコントロールからみたインプラント手術の可否および周術期管理

1 血糖のコントロール

糖尿病患者は術後合併症のリスクが増大する。また手術が長時間に及んだり、術後の痛みや腫脹による食物摂取困難が生じると、低血糖症が出現する。したがって十分な血糖のコントロールが必要となる。糖尿病の血糖コントロールの指標としては、HbA1c、空腹時血糖値、食後2時間血糖値、尿ケトン体などが用いられる。

2 HbA1cとは

HbA1cは赤血球中のヘモグロビンのうち、ブドウ糖と結合しているヘモグロビンの占める割合を表したもので、検査の時点から過去1〜2ヵ月の血糖値を反映し、血糖コントロールの指標として日常臨床に用いられる。

表4-6に日本糖尿病学会が提唱する血糖コントロールの指標と評価を示す[4]。"優"は糖尿病でない患者と同等の耐糖能を示す。"良"は、細小血管合併症の発生や増悪を軽減しうる血糖帯であることを示している。手術侵襲は著しく血糖値を上げる可能性があるので、高い血糖値はリスクが高い。したがって**術前のコントロールでは、緊急性のない（待機手術という）手術として、インプラント手術は少なくとも"良"、すなわちHbA1cが6.9未満（NGSP）であることが望ましい**。

また**空腹時血糖160以上、食後血糖220以上、尿ケトン体陽性のいずれかの場合には手術延期が勧められる**。

3 低血糖症に対する予防処置

上述のように、インスリンや経口血糖降下薬で治療されている場合、術中には高血糖症よりも低血糖症による神経症状、最悪の場合、低血糖性昏睡を引き起こす可能性があり、特に注意が必要となる。低血糖症を防ぐために次の項目に注意が必要である。
①処方どおり、インスリン、経口血糖降下薬を服用してもらう（さらなる管理が必要な場合は主治医に対診し、管理を行ってもらう）。
②通常どおり食事を摂取してもらう。

③低血糖症の予防のために、処置は食後に設定する。
④過労、激しい運動は避けるように指示する。
⑤低血糖発作時の対処法を確認する。角砂糖、ジュースなどを準備する。

4 診療中に低血糖症になった場合どうすればよいか？

①すぐにブドウ糖、砂糖やそれを含む食品（清涼飲料材）を摂取させる。
②α-グルコシダーゼ阻害薬（商品名：グルコバイ〈バイエル薬品〉、ベイスン〈武田テバ薬品〉）を服用している場合、砂糖は十分吸収されないため、ブドウ糖を摂取させる（患者は持っていることが多い）。
③患者がグルカゴン（血糖上昇ホルモン）を持っている場合は、肩、臀部、下腿のいずれかに筋肉注射する。
④患者の示している状態が過血糖症か低血糖症のいずれかによるのかわからない場合、まず血糖値を上げるための処置を行う。たとえ過血糖であっても、糖の追加投与によって過血糖の状態をさらに悪化させる心配はない。
⑤意識障害や昏睡になった場合は、すぐに救急搬送する。

症例4-1に「1型糖尿病患者における低血糖症に対する処置」を供覧するので参考にされたい。

5：糖尿病患者のインプラントメインテナンス

糖尿病患者のインプラントのメインテナンスで大きな問題となるのは、感染のコントロールである。高血糖状態が続くと、組織、細胞の低酸素状態、好中球の機能低下から易感染性、創傷治癒不全となる。また骨芽細胞の機能数が低下する。これらのことからオッセオインテグレーションを阻害し、インプラントの予後に影響を与える。

1 糖尿病患者のメインテナンスの要点

上述のように、糖尿病患者は高血糖のため感染に対する抵抗力が弱く、健常者と比較して歯周病の有病率が高く、より重症化していることがわかっている。

糖尿病のコントロールが悪いと、メインテナンス期の歯周ポケットの再発のリスクの可能性は高い。インプラント周囲炎の病巣で歯周病原因菌がしばしば観察される。したがって糖尿病患者のインプラント周囲炎発症のリスクは高いといえる。

よって、糖尿病患者では、天然歯も含めた口腔の感染管理の徹底が必要である。また、インプラント周囲炎の早期診断・早期治療が重要となる。

したがって、口腔内のセルフケアの状態はもちろんのこと、糖尿病のコントロール、合併症を含めた全身機能の低下度に基づき、メインテナンスを行う。メインテナンスの間隔は3ヵ月ごとが一般的ではあるが、適宜コントロールの状態を確認し、コントロールの悪い患者や病態の悪化が診られた場合には間隔を短くとる必要がある。

2 インプラント周囲炎に罹患した場合の対応

基本的なインプラント周囲炎の診断、治療法に基づく。
ただし糖尿病患者では感染リスクが高いこと、治癒遅延があることを考慮し、炎症が生じた場合は、健常者に比べて慎重に行う必要がある。

①インプラント周囲炎が軽度の場合のメインテナンス
健常者よりも次の点に考慮する。
・洗浄、局所の抗菌薬塗布の間隔を短くする。回数を増やす。
・抗菌薬服用期間を延長する。
・インプラント体表面の汚染に対しては早期のデブライドメント、研磨などを行い、感染を防ぐ。

②インプラント周囲炎の外科的治療
進行したインプラント周囲炎の場合、外科処置やインプラント抜去が必要となる。この場合、当然糖尿病患者の上述の周術期管理が必要となる。次の点を考慮する。
・HbA1c 6.9%（NGSP）未満の良好なコントロール状態であること。
・糖尿病性昏睡などの急性期症状のリスクを考慮する。
・術後血糖値が上がることにより、菌血症から重篤な感染症を併発する可能性があるので注意する。

症例4-2に「インプラント周囲炎から重篤な蜂窩織炎を生じた症例」を供覧するので参考にされたい[8]。

▶▶ 糖尿病患者

6：症例供覧

1　1型糖尿病患者における低血糖症に対する処置（症例4-1）

【患者概要】
患者は60歳、男性。下顎右側臼歯部のインプラント治療を希望して来院した。既往歴として1型糖尿病の診断にてインスリン療法（ノボラピッド注、ランタス注）を受けている。合併症として糖尿病性腎症、糖尿病性網膜症があった。右側臼歯部に義歯を製作するも義歯が合わず、インプラント治療を希望して来院した（**図4-7、8**）。

【現症】
HbA1c（NGSP）6.4％で推移し、血糖のコントロール

症例 4-1　1型糖尿病患者における低血糖症に対するインプラント処置

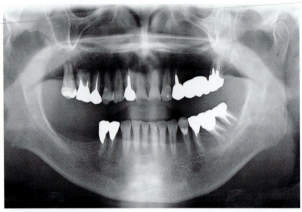

図4-7　初診時X線写真。

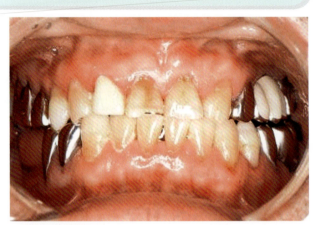

図4-8　初診時口腔内写真。

1. 7 6 部へのインプラントの埋入手術開始
2. 30分後　Pt. 突然低血糖症状の前兆を訴える。血糖値：32mg/dLまで低下
（手術中断：グルコース10g投与、輸液をグルコース含有のものに切り替え）
バイタルサイン…血圧：160/75mmHg、心拍数：75bpm、SpO$_2$：96％（著変なし）
Pt. 血糖値：127mg/dLに改善
3. 85分後　手術終了

図4-9　処置および経過。

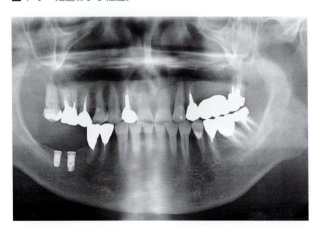

図4-10　術後X線写真。

は良好である。血液生化学検査ではALP・CKが上昇。アルブミン・グルコース値が若干低値であった。心電図は正常洞調律であった。糖尿病性腎症および網膜症も軽度で、主治医と対診にてインプラント治療には問題ないという意見であった。

【処置および経過】

術前は全身状態に著変なく、通常どおり食事を摂取、インスリンを投与した。当日の血糖値も基準値以内であった。モニターを装着（II誘導心電図、NIBP、SpO₂）、術前のバイタルサインは血圧：162/93mmHg、心拍数：90bpm、SpO₂：98％で、末梢静脈路を確保し、鼻カニューレより酸素を2L/min投与しつつ、血圧に対しては、ニカルジピン：ペルジピン、ジルチアゼム：ヘルベッサーのbolus投与を行った。糖尿病の病態、高血圧傾向を考慮し、局所麻酔時の血管収縮薬にはフェリプレシンを使用した。

術中経過（図4-9）として、インプラント埋入手術開始30分後、突然患者が発汗、動悸、不安感、悪寒などの低血糖の前兆症状を訴えた。血糖値は32mg/dLであった。ただちに手術を中断し、患者の持参していたグルコース錠10gを投与し、輸血をグルコース含有のものに切り替えた。この時点でバイタルサインは160/75mmHg、心拍数：75bpm、SpO₂：96％と著変なく経過した。バイタルサインから問題なしと判断し、手術を再開した。この時点での血糖値は127mg/dLに改善していた。85分後に手術を終了した（図4-10）。

【本症例から学んだこと】

本症例は1型糖尿病で、インスリンの絶対的な不足により耐糖能が極度に低下して、血糖コントロールが困難であった。また高血圧症を合併しており、局所麻酔時の血管収縮薬にはフェリプレシンを使用した。しかし、手術侵襲＝ストレスにともない、低血糖発作が不規則に現れた可能性がある。血糖値が37mg/dLと表4-6によれば低血糖昏睡に至ってもおかしくない状態であったが、すみやかなブドウ糖の補給によって、低血糖状態は解除され、昏睡は免れた。

このように糖尿病患者、特に1型患者では術中の血糖の管理がきわめて重要である。

2 インプラント周囲炎から重篤な蜂窩織炎を生じた症例（症例4-2）

【患者概要】

患者は76歳、男性。口底部腫脹の精査・加療依頼にて来院。既往歴として2型糖尿病、高血圧症、脳梗塞、白内障がある。生活歴としては、喫煙50年以上、日本酒を1日に3合飲んでいる。2日前より右側頬部の腫脹と疼痛を自覚。腫脹の増大を認めたため近医歯科医院を受診。開口障害および口底部の著明な腫脹を認めたため、精査・加療目的に2011年9月上旬に当科に紹介受診した。

【現症】

顔貌は左右非対称であり、両側顎下部から両肩峰部に至る広範囲な発赤と腫脹を認めた（図4-11）。

口腔内所見としては、7 6|5 6 7 部にそれぞれインプラントが埋入されており（図4-12）、残存歯は4|のみであった。口腔内の腫脹は口底部全域に広がっており、二重舌を呈していた。周囲歯肉からの排膿やインプラント体の動揺は認めなかった。なお、インプラント治療後の定期的なメインテナンスは行われていなかった。インプラント体周囲に著明な骨吸収像を認めた。CT画像では舌下部軟組織の著明な腫脹と気道狭窄を認めた（図4-13）。白血球数は18,350/μL、CRPは34.0mg/mL、空腹時血糖は215mg/dL、HbA1cは7.6％であった。

【処置および経過】

6|部インプラント周囲炎、オトガイ下隙膿瘍、両側舌下隙膿瘍、両側顎下部膿瘍、左側(傍)咽頭隙膿瘍、両側頸部蜂窩織炎の診断で入院となり、内科にてインスリンによる血糖コントロールを行うとともに、全身麻酔下で口腔内外切開排膿消炎術、気管切開術を施行した（図4-14）。術後インスリンによる血糖コントロールを継続して行った。術後14日で白血球数、CRP値も正常となり、消炎が完了し、また血糖のコントロールも改善したので退院となった。

その後、紹介元歯科医院にて原因のインプラントは抜去され、口腔内にはオーバーデンチャーが装着された。インプラント除去時、上部構造を外したところインプラントは著明に動揺していた。除去は容易であり、除去部

▶▶ 糖尿病患者

には多量の不良肉芽が認められた。
　術後1年経過時では画像所見でも異常はみられなかった（図4-15）。

【本症例から学んだこと】
　本症例では、糖尿病コントロール不良とインプラントの定期的なメインテナンス不良がインプラント周囲炎を

症例4-2　インプラント周囲炎から重篤な蜂窩織炎を生じた症例

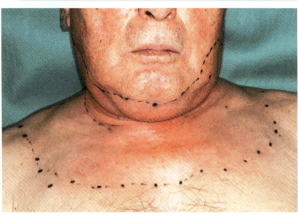

図4-11　初診時口腔外写真。顎下部、頸部に腫脹、発赤が広がっている。

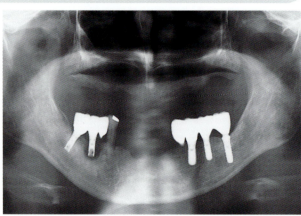

図4-12　初診時X線写真。下顎右側第一大臼歯部のインプラント周囲に著明な骨吸収像が認められる。

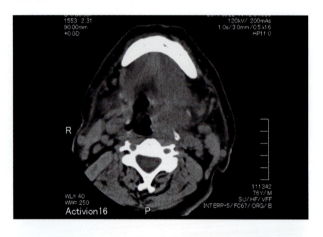

図4-13　初診時CT写真。気道狭窄が著明である。

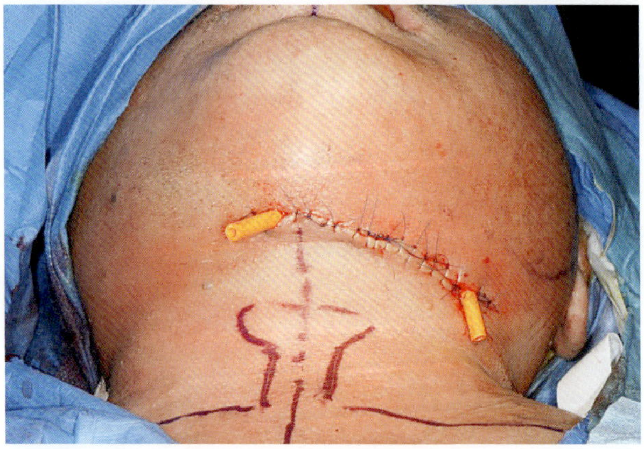

図4-14　頸部の切開およびドレーンの留置と気管切開の設計線描記。

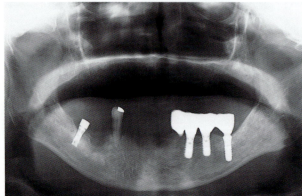

図4-15　術後1年のX線写真。原因のインプラントは除去されている。

第4章のまとめ①

糖尿病患者に対するインプラント治療のポイント

- ☑ インプラントを希望する患者については、糖尿病はインプラントの予後、周術期管理、メインテナンスについてリスクのあることを十分に説明（インフォームドコンセント）する。
- ☑ 1型なのか2型なのか、またインスリン注射を含め、どのような治療がされているのかをしっかりと問診するとともに主治医に対診し、確認する。
- ☑ HbA1c、空腹時血糖値などから現在の糖尿病の状況を把握し、手術時期を主治医に相談する。
- ☑ 外科処置や時間のかかる治療は食事後に行い、低血糖発作に対する対策をとっておく。たとえば角砂糖、ジュースなどを準備する。
- ☑ 主治医と十分に連絡をとり、緊急時に対応できるようにする。また、術後すみやかに主治医を受診させる。
- ☑ 術前、術後の歯周病のメインテナンスを徹底する。術後のインプラント周囲炎には十分に注意する。

第4章のまとめ②

糖尿病患者に対する抜歯のポイント

- ☑ 昼食前、夕食前のアポイントを避け、当日は、食事の摂取を確認する。
- ☑ インスリンの投与、経口糖尿病薬の服用を確認する。
- ☑ 低血糖発作時のためのブドウ糖、砂糖を含む食品（清涼飲料水）を用意する。
- ☑ 確実な局所麻酔を行い、痛くない抜歯を心掛ける。
- ☑ 抜歯後感染に注意し、必要があれば抗菌薬の増量を考える。
- ☑ 抜歯後は通常より長めの経過観察を行う。

重篤化させ、蜂窩織炎まで至ったと考えられた。糖尿病は、細小血管障害や免疫の低下による創傷治癒不全がある。さらに糖尿病と歯周組織は密接に関連しており、血糖のコントロール悪化が歯周病の悪化と関連していることから、糖尿病患者におけるインプラント周囲炎は重篤な感染症につながることがわかる[8]。

7：おわりに

　糖尿病は放置すればさまざまな合併症を併発し、生活の質に多大な影響を及ぼす重要な生活習慣病である。その予備軍を含めた有病者率は増加の一途をたどっている。

　本章では、糖尿病についての概説と周術期の管理を中心に述べた。若いときにインプラント治療を受け、その後糖尿病になってからのインプラントのメインテナンスをどうしていくか、糖尿病患者のインプラントの長期経過観察の報告も少なく、まだまだ不明な点も少なくない。

　しかし術前であれ、術中であれ、術後のメインテナンスであれ、血糖のコントロールがもっとも重要であり、血糖のコントロールがインプラントの予後に影響があることをわれわれ歯科医師はしっかり理解しておく必要がある。

参考文献

1. 日本糖尿病学会（編）．科学的根拠に基づく糖尿病診療ガイドライン2013．東京：南江堂，2013．
2. 特定非営利活動法人日本歯周病学会（編）．糖尿病患者に対する歯周病ガイドライン改訂版2版2014．東京：医歯薬出版，2015．
3. 日本糖尿病学会（編）．糖尿病治療ガイド2016-2017．東京：文光堂，2017．
4. 日本糖尿病対策推進会議（編）．糖尿病治療のエッセンス2012年版．東京：日本糖尿病対策推進会議，2012．
5. 西田百代．有病高齢者歯科治療のガイドライン．東京：クインテッセンス出版，1994；103-119．
6. Moy PK, Medina D, Shetty V, Aghaloo TL. Dental implant failure rates and associated risk factors. Int J Oral Maxillofac Implants 2005；20(4)：569-577．
7. Ferreira SD, Silva GL, Cortelli JR, Costa JE, Costa FO. Prevalence and risk variables for peri-implant disease in Brazilian subjects. J Clin Periodontol 2006；33(12)：929-935．
8. 平山聞一，野上晋之介，武田裕利，若林奈南子，田中謙光，宮本郁也，藤井裕樹，山内健介，高橋 哲．糖尿病患者のインプラント周囲炎が蜂窩織炎をきたし気管切開術を施行した1例．九州歯会誌 2014；68(2)：23-28．

第5章

高血圧患者

▶▶ 高血圧患者

1：はじめに

　高血圧に起因する本邦の心疾患や脳卒中などの死亡者数は、年間約10万人と推定されている。

　高血圧は脳卒中や心筋梗塞、心不全の最大のリスク因子の一つであり、2010年の国民健康・栄養調査によれば30歳以上の日本人男性の60％、女性の45％が高血圧（収縮期血圧140mmHg以上または拡張期血圧90mmHg以上、また降圧薬内服中と定義）と判定され、NIPPON DATA 2010における試算では、本邦の高血圧有病率は近年においても高く、その有病者数は約4,300万人といわれる[1]。したがって、日常臨床の中で遭遇するもっとも重要な疾患の一つと位置づけられ、医療従事者としても適切に対応することが求められる。

　本章では高血圧の患者のインプラント治療において注意すべき点について述べるとともに、周術期管理について解説する。

2：高血圧症とは？

1 いまさら聞けない、高血圧症って何？

　血圧とは"血管壁に与える血液の圧力"のことである。
　心臓が収縮して大動脈へ血液を送り出している状態では、大動脈の血管壁に圧力がかかる。これを収縮期血圧（systolic blood pressure）という。大動脈に弾力性がないと圧力をそのまま受けることになり、収縮期血圧が上昇する。

　また、心臓へ血液が戻ってきて拡張している状態では、大動脈の血液量が減るため血管壁にかかる圧力は低下する。これを拡張期血圧（diastolic blood pressure）という。この心臓の収縮と拡張にともない、脈拍という末梢動静脈系での拍動が起こる。収縮期血圧と拡張期血圧の差は脈圧といい、動脈硬化を評価する指標の一つである（**図5-1**）。

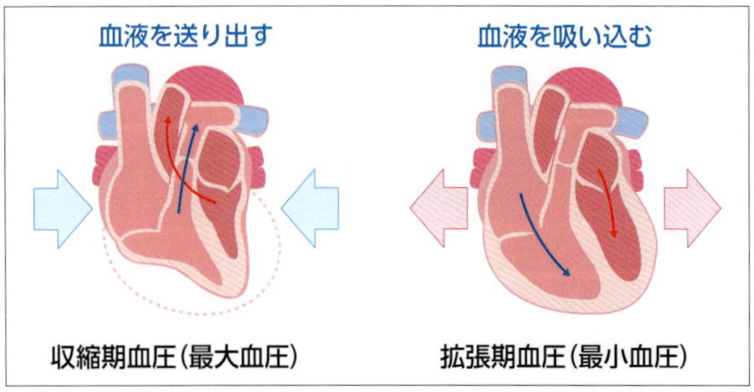

2 どんな自覚症状があるの？

　高血圧の患者の多くは、発症初期は無症状であり、いつから血圧が高くなったのかわからないことが多いのが特徴である。自覚症状が出たときには、すでに生死にかかわる病気が進行していたということがよくある。
　こうした怖さから高血圧は"サイレントキラー"とも呼ばれる。主な症状を**表5-1**[2]に示す。これといった特徴がなく多彩であり、また血圧の高さと症状の有無、その強さは必ずしも一致しない。また、高血圧の合併症は脳卒中、心疾患、腎障害、糖尿病など多岐に及ぶ（**表5-2**）。

3：高血圧の診断と分類

1 高血圧基準値

　「高血圧治療ガイドライン」における高血圧の診断は、複数回測定した上腕血圧の平均値による。平均値が、**診療室血圧で140/90mmHg以上**、家庭血圧で135/85mmHg以上、自由行動下血圧測定（ambulatory blood pressure monitoring：ABPM）で24時間血圧が130/80mmHg以上、昼間血圧が135/85mmHg以上、夜間血圧が120/70mmHg以上のいずれかを満たす場合に高血圧と診断される。
　仮面高血圧は診察室血圧が正常血圧で、家庭血圧やABPM血圧などの診察室外血圧が高血圧の場合に診断され、**白衣高血圧**は、逆に診察室血圧が高血圧で、診察室外血圧が正常血圧の場合に診断される（**図5-2**）[3,4]。

図5-1　心臓の動きと血圧の関係。左右の図2つの差は脈圧。

表 5-1　高血圧症の主な症状（参考文献 2 より引用・改変）

脳神経症状	頭重、頭痛、浮遊感、めまい、視力障害、手足のしびれ、耳鳴り、いらいら、易興奮、不安、不眠、注意散漫、物忘れ
心臓症状	動悸、息切れ、起座呼吸、心臓喘息、前胸部圧迫感・疼痛
腎不全症状	口渇、多飲、多尿、頻脈、全身倦怠感、食欲不振、嘔気、嘔吐、頭痛、貧血
その他	頸痛、肩のこり、体のほてり、精神緊張時の冷汗

表 5-2　高血圧症による合併症

脳血管障害	脳卒中は脳血管障害ともいい、脳の血管が破れたり、詰まったりして、その部分の脳の働きが失われてしまう状態で、大きく脳梗塞、脳出血、くも膜下出血の 3 つに分類される。
心疾患	高血圧と関係する心疾患には心肥大、心不全、狭心症、心筋梗塞がある。高血圧の状態が長く続くと、心肥大となる。心肥大の進展は、心機能の低下や心不全につながる。
腎障害	腎臓病があると、血液を濾過する糸球体の網目が詰まってしまい、濾過機能が低下する。そのため、圧力をかけてなんとか濾過しようとするために高血圧になる。また、腎臓病がなくても、高血圧が長く続くと、糸球体の細い動脈に動脈硬化（糸球体硬化）を起こし、濾過機能が低下する。このように、高血圧と腎臓病はお互いに悪循環を作り出している。
糖尿病	高血圧の人はそうでない人に比べて 2〜3 倍も糖尿病の発症率が高いことがわかっている。糖尿病が長く続くと、網膜、腎臓、神経などさまざまな糖尿病の合併症が起こりやすくなる。また高血圧と糖尿病が合併すると、それぞれの病状は加速され、心筋梗塞などの血管障害がますます起こりやすくなる。
眼底出血	眼底出血とは眼底検査で発見される出血の総称であり、目の一番奥に出血が起こることである。眼底出血の原因として、高血圧によるものと糖尿病によるものが多く、高血圧によるものは「網膜静脈閉塞症」と呼ばれる。
大動脈瘤	大動脈壁が局所的に拡張したもので、コブのようになるため大動脈瘤という。コブや解離が進展すると、突然破裂したり出血したりすることがあるため、圧力がかからないように血圧をコントロールする必要がある。
末梢動脈疾患	動脈硬化が下肢の動脈に生じると、下肢の血管が狭くなったり、詰まったりして血行障害が起こる。冷感やしびれといった症状に始まり、進行すると足が痛く歩けなくなる「間欠性跛行」を起こす。さらにひどくなると潰瘍や壊死が起こる。

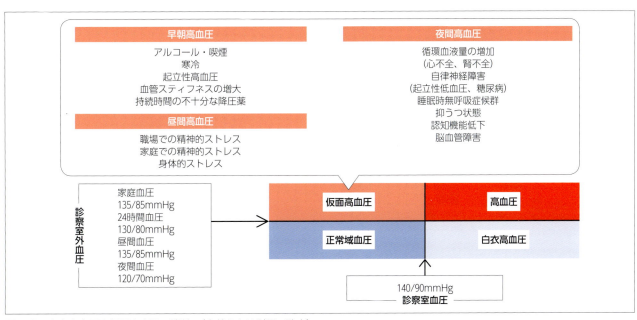

図 5-2　白衣高血圧と仮面高血圧の診断。（文献 3 より引用・改変）

COLUMN
"白衣高血圧"と"仮面高血圧"

【白衣高血圧】

1）白衣高血圧の病態とは？

病院、診療所などで血圧を測ると家で測るよりも高くなることで、診療室血圧で140/90mmHg以上の高血圧と診断された患者の15～30％がこれに相当し、高齢になるに従い増加するとされる。ドクターや看護師など医療関係者の白衣を見ると緊張して血圧が高くなることからこの名がある（図5-2）。緊張感やストレスによって起こる一時的な血圧上昇であると考えられている（図5-3）。もともと高血圧の人で病院や診療所で測定した血圧が特に高くなる場合を、「白衣現象」と呼ぶ。高血圧による合併症がなければ治療の必要性はないとされるが、基礎疾患を有する一部の白衣高血圧患者は臓器血流の調節機能障害や動脈硬化が進行している場合があり、高血圧の予備軍とみなされることもある。

2）白衣高血圧の対処法は？

①緊張感が誘発しているのは間違いがないので、診療室で血圧が高ければ一度待合室に出てしばらく休んでもらい、もう一度処置室に入って何気ない話題をお話しして気を紛らわせながら歯科衛生士などに再度血圧を測ってもらう。それだけで緊張が解け血圧が下がる場合もある。血圧が高いのが持続するようであれば、その日は無理に処置を行わず、次回の予約をとる。

②次の予約時にどうしても血圧が下がらないようであれば、内科受診を勧める。

③簡単な処置で短時間で終了するのであれば、モニタリングをしながら治療を進めて良い。ただし血圧を頻回に測定し、異常に上昇するようであれば処置を中止する。

【仮面高血圧】

1）仮面高血圧の病態とは？

白衣高血圧とは逆に診療室血圧が正常域にあっても、家庭や職場での自己測定した血圧では高血圧を示す状態である（図5-4）。診療室では日頃の高血圧がマスクされているという意味で、「仮面（を被った）高血圧」、「かくれ高血圧」とも呼ばれる。白衣高血圧とは正反対の概念である。「逆白衣高血圧」とも呼ばれる。仮面高血圧は、高血圧の指摘を受けたことがない未治療の人でみられる場合と、高血圧治療を受けているが降圧薬の持続時間が短いために生じる場合がある。未治療の場合には、職場でストレスの多い中で高血圧となって、健康診断ではストレスから解放されて正常血圧となる、いわゆるストレス（職場）高血圧である（図5-4）。

2）仮面高血圧の種類とその因子

①早朝高血圧：睡眠中血圧値は日中より約20％程度低下するが、起床後に高血圧を記録し、徐々に低下する、あるいは日中の血圧値は正常で睡眠中の血圧降下度が日中と比べて20％を超えて過度に降下する場合である。

②夜間高血圧：睡眠中の血圧降下がなく、逆に上昇する場合で、睡眠中の血圧値が日中に比べて10％ぐらいしか低下せず早朝まで持続する。睡眠時無呼吸症候群で多いとされる。

③ストレス（職場）高血圧：睡眠中の血圧降下は正常で、日中のさまざまなストレスにより血圧値は上昇するが、診療室内では正常値まで降下する。

3）どのタイプに注意が必要か？

高血圧のタイプから脳卒中や心筋梗塞の危険性をみると、正常血圧の危険度を1とすると、仮面高血圧は2.1倍に上がり、その中でも早朝高血圧、夜間高血圧は脳血管障害や心臓病の発症する危険性が特に高いといわれる（図5-5）。夜間高血圧では1日の約1/3もの間、血圧の高い状態が続いていることになり、脳、心、腎など重要な臓器に負荷がかかっていると考えて良い。

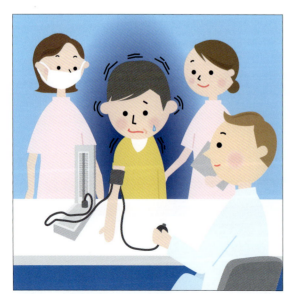

図5-3　白衣高血圧。

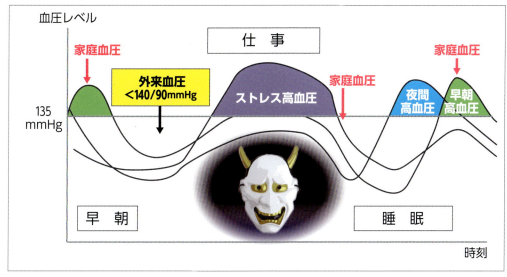

図 5 - 4　仮面高血圧の表現型。

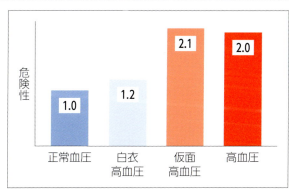

図 5 - 5　高血圧のタイプ別からみた脳卒中や心筋梗塞の危険性。正常血圧の危険性を 1 とすると仮面高血圧の危険性は2.1倍に上がる。高血圧と同程度に危険性が高い。

2　診察室血圧測定と血圧値の分類

1　診察室血圧測定

　診察室血圧測定はカフを心臓の高さに保ち、安静座位の状態で測定する。1〜2分の間隔をおいて複数回測定し、安定した値（測定値の差が 5 mmHg 未満を目安）を示した 2 回の平均値を血圧値とする。高血圧の診断は、最低 2 回以上の異なる機会での診察室血圧値に基づいて行う。診察室血圧の測定は、標準的には水銀血圧計を用いた聴診法で行うが、自動血圧計の使用も可である[3,4]。

2　血圧値の分類

　血圧値は、至適血圧、正常血圧、正常高値血圧、Ⅰ度高血圧、Ⅱ度高血圧、Ⅲ度高血圧に分類される（図 5 - 6）。

　高血圧は18歳以上の成人において、診察室血圧で140/90mmHg以上と定義されている。

3　高血圧管理のためのリスク層別化

　高血圧患者では、高血圧の程度、高血圧以外の危険因子の有無、高血圧症臓器障害ならびに心血管病の合併の有無を検討、評価することが重要であり、その作業をリスクの層別化と呼び、治療開始の第一歩となる。これによればⅠ度高血圧で、危険因子がなければ低リスクだが、糖尿病以外の 1〜2 個の危険因子、たとえば喫煙や肥満、あるいはメタボリックシンドロームがあれば中等リスクとなり、糖尿病、慢性腎臓病などを合併していれ

▶▶ 高血圧患者

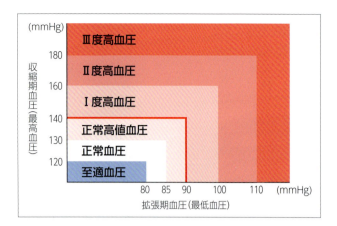

図5-6　成人における血圧値の分類。（文献3より引用・改変）

表5-3　血圧に基づいた脳心血管リスク層別化（文献3より引用・改変）

リスク層 （血圧以外の予後影響因子）	血圧分類	Ⅰ度高血圧 140-159/90-99 mmHg	Ⅱ度高血圧 160-179/100-109 mmHg	Ⅲ度高血圧 ≧180/≧110 mmHg
リスク第一層 （予後影響因子がない）		低リスク	中等リスク	高リスク
リスク第二層 （糖尿病以外の1-2個の危険因子、3項目を満たすMetSのいずれかがある）		中等リスク	高リスク	高リスク
リスク第三層 （糖尿病、慢性腎臓病、臓器障害／心血管病、4項目を満たすMetS、3個以上の危険因子のいずれかがある）		高リスク	高リスク	高リスク

〈MetS診断基準〉
● 腹腔内脂肪蓄積 --- ウエスト周囲径　男性≧85cm、女性≧90cm（内臓脂肪面積　男女とも≧100cm^{2}に相当）
上記に加え、下記のうち2項目以上
● 脂質値 --- 高トリグリセライド血症≧150mg/dLかつ/または低HDLコレステロール血症＜40mg/dL男女とも
● 血圧値 --- 収縮期血圧≧130mmHgかつ/または拡張期血圧≧85mmHg
● 血糖値 --- 空腹時高血糖≧110mg/dL

高血圧治療ガイドライン2014、P33、P80、日本高血圧学会高血圧治療ガイドライン作成委員会編、日本高血圧学会発行より引用・改変

ば高リスクとなる。日本高血圧学会では、血圧管理を危険因子リスクの有無により低リスク群、中等リスク群、高リスク群の3群に層別化している（**表5-3**）。

4 高血圧の病型の診断

　高血圧はその原因により本態性高血圧と二次性高血圧に分けられる。二次性高血圧は高血圧をきたす原因が特定されているものであり、頻度は少ないものの適切な治療による治癒が期待できる。二次性高血圧が除外されれば本態性高血圧である。

4：高血圧症の治療はどのように行われるのか？

1　高血圧治療の目的と治療計画

　高血圧が放置されると脳・心血管疾患の罹患率が高くなり、血圧が高ければ高いほど死亡リスクは上昇する。したがって、高血圧治療の目標は脳・心血管疾患発生の予防である。治療の第一段階は生活習慣の是正、第二段階が降圧薬治療である。降圧薬治療開始時期は個々の患者の血圧レベル、心血管疾患に対する危険因

表 5-4　降圧目標（文献3より引用・改変）

	診察室血圧	家庭血圧
若年、中年、前期高齢者患者	140/90mmHg未満	135/85mmHg未満
後期高齢者患者	150/90mmHg未満 （忍容性があれば140/90mmHg未満）	145/85mmHg未満（目安） （忍容性があれば135/85mmHg未満）
糖尿病患者	130/80mmHg未満	125/75mmHg未満
CKD患者（蛋白尿陽性）	130/80mmHg未満	125/75mmHg未満（目安）
脳血管障害患者 冠動脈疾患患者	140/90mmHg未満	135/85mmHg未満（目安）

注　目安で示す診察室血圧と家庭血圧の目標値の差は、診察室血圧140/90mmHg、家庭血圧135/85mmHgが、高血圧の診断基準であることから、この二者の差をあてはめたものである。

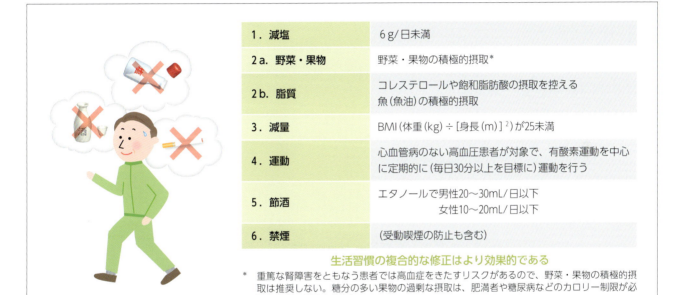

図 5-7　降圧目標。（文献3より引用・改変）

子の有無、高血圧に基づく臓器障害の有無ならびに心血管疾患の有無から決定される。

2　降圧目標

若年者・中年者では診察室血圧で、140/90mmHg未満、糖尿病、心筋梗塞患者では130/80mmHg未満として、脳血管障害患者、高齢者では140/90mmHg未満とされている（**表 5-4**）。

3　生活習慣の修正

高血圧は生活習慣病のひとつであり、生活習慣の修正によってある程度は予防でき、また降圧効果も期待できる。生活習慣の修正に関する教育・指導は原則すべての高血圧患者に行われるべきだが、特に糖尿病、高脂血症などその他の危険因子をもつ患者においては、より重要である。

生活習慣の修正は、食塩摂取量の制限、果物、野菜や魚（魚油）の摂取促進、飽和脂肪酸や総脂肪摂取量の制限、減量、運動療法、アルコール摂取量の制限、禁煙などである（**図 5-7**）。

▶▶ 高血圧患者

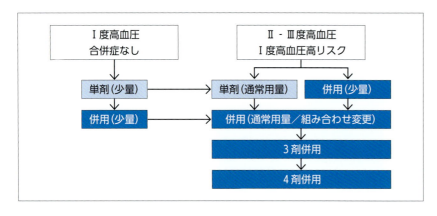

図 5-8　降圧目標を達成するための降圧薬の使い方。（文献3より引用・改変）

4　降圧薬治療の基本

　生活習慣の修正による高血圧の治療には限界があり、患者の多くは降圧薬の治療を受けている。

　実際に降圧薬を選択するには、喫煙、高脂血症、肥満、糖尿病などの心血管危険因子、標的臓器障害、心血管疾患の有無、降圧薬の副作用やQOLへの影響を考慮し、個々の患者に適した降圧薬が選択されている。

　通常は単剤で低用量から開始し、1日1回の投与が原則である。24時間にわたって降圧することが重要で、1日2回の分割投与が望ましい場合もある。

　降圧目標の達成のため、多くの場合2～3剤の併用が必要となる。また副作用の発現を抑え、降圧効果を増強するためには適切な降圧薬の組み合わせ（併用療法）が良い場合もある。Ⅱ度以上の高血圧では初期から併用療法が行われている（**図5-8**）。

　高齢者では緩徐な降圧が望まれる。一方、Ⅲ度高血圧や多重危険因子保有など高リスク症例では、数週間以内にすみやかに降圧目標を達成することが望ましいとされる。

5　降圧薬にはどんな種類があるの？

　降圧薬には多くの種類があるが、いくつかのグループに分けられる。

　主なものとして、Ca拮抗薬、アンジオテンシンⅡ受容体拮抗薬（ARB）、アンジオテンシン変換酵素（ACE）阻害薬、利尿薬、β遮断薬がある（**表5-5**）。

1 Ca拮抗薬

　筋収縮に必要なCaイオンの細胞内への流入を抑制することにより血管平滑筋を拡張させ、血管を広げて血圧を低下させるものである。

　降圧効果は確実で、狭心症にも有効である。グレープフルーツを食べると薬が効きすぎるので注意が必要である。

2 ARB

　昇圧作用の強いアンジオテンシンの受容体と拮抗して降圧効果を発揮するもので、臓器保護効果を有し、糖尿病をはじめあらゆる危険因子に抑制的に働き、第一選択とされることが多い。

3 ACE阻害薬

　アンジオテンシンの生成を抑制することにより、効果が得られる。

　ARB同様に臓器保護効果を持つ。また、副作用として空咳がある。

4 利尿薬

　腎臓から塩分と水を出すことにより血圧を下げる。また、他の降圧薬の効果を強める作用がある。

5 β遮断薬

　心臓収縮に抑制的に働き、心拍出量の低下、レニン産生の低下、および中枢での交感神経抑制などを介して作用する。心疾患合併症に使用されることが多い。

表5-5 主な降圧薬

作用機序	一般名	商品名	剤形
Ca拮抗薬	ジルチアゼム ニカルジピン ニフェジピン	a：ヘルベッサー〈田辺三菱製薬〉 b：ペルジピン〈LTLファーマ〉 c：アダラート、アダラートL 　〈バイエル製薬〉	
ARB	ロサルタン テルミサルタン	a：ニューロタン〈MSD〉 b：ミカルディス 　〈日本ベーリンガーインゲルハイム〉	
ACE阻害薬	カプトリル エナラプリル	a：カプトリル〈第一三共エスファ〉 b：レニベース〈MSD〉	
利尿薬	トリクロルメチアジド フロセミド	a：フルイトラン〈塩野義製薬〉 c：ラシックス〈日医工〉	
β遮断薬	プロプラノロール アテノロール	a：インデラル〈アストラゼネガ〉 b：テノーミン〈アストラゼネガ〉	

副作用として極端な徐脈が発生する可能性がある。

6 高血圧の患者が来院したらどうする？

歯科治療のなかでも外科的処置をともなう場合は、局所麻酔、手術侵襲を含めた身体的ストレスがかかる。さらに痛みや不安、恐怖心などで精神的ストレスは、われわれ医療従事者が考えるよりもはるかに大きい。

したがって、これらのストレスが引き金となり、自律神経系と内分泌系から、内因性カテコラミンが放出され昇圧機構が働く。白衣高血圧はかなり高くなるという認識が必要となる。

1 高血圧患者の仕分けと扱い

初診時に血圧測定を行い、160/95mmHgの高値を示したら、高血圧患者をカテゴリー1から4の4段階に仕分けする（表5-6）。

カテゴリー1、2の患者は内科医による血圧のコントロールが行われていないので、歯科治療においては危険な患者である。

カテゴリー3の患者は頭痛、めまいなどの高血圧症状のあるときだけ内科で薬をもらって服用し、1〜2週間で症状が治まれば、通院をやめてしまった患者である。

カテゴリー1、2、3ともまずは内科を受診させて、血圧がコントロールされてから歯科治療を行う。

カテゴリー4の患者は、比較的血圧がよくコントロールされている場合もあるが、歯科治療前に患者の主治医から情報を得る必要がある。

2 高血圧患者の問診の取り方
①自覚症状の有無の聴取
先に述べたように多くの場合は無症状のことが多いが、症状がある場合はかなり進行していることが多い。
②高血圧の病歴を正しく聴取する
高血圧は、検診などで偶然発見される場合が多い。高血圧の発見された時期を特定できると、高血圧の鑑別診

▶▶ 高血圧患者

表5-6 高血圧患者の仕分けと扱い方（文献5より引用・改変）

カテゴリー	患者の分類	高血圧の既往	高血圧症状	内科治療	歯科での患者の扱い方
1	歯科で血圧の高いことを初めて知った	−	−	−	内科受診をさせて血圧がコントロールされてから歯科治療を始める
2	血圧の高いことは知っていたが、放置していた	＋	＋ or −	−	
3	高血圧による症状のある時だけ内科治療を受け、症状症状がなくなると放置	＋	＋	±	
4	定期的に内科治療を受け降圧薬をずっと服用している	＋	−	＋	主治医から情報を得たうえで、歯科治療を始める

断の助けになる。検診で、徐々に血圧が上昇している場合は本態性高血圧と考えるが、20代、30代で高血圧が発見されれば二次性高血圧の可能性もある。高血圧の持続期間から臓器障害の有無を推察できる。また、治療歴があれば、その内容と治療に対する反応性、降圧薬の副作用などについて問診する。

③既往歴および現病歴の聴取

脳卒中、虚血性心疾患、腎疾患、腎不全、末梢血管障害、糖尿病、脂質代謝異常などについて問診する。

④家族歴の聴取

本態性高血圧の発症は遺伝が重要な因子とされており、家族の高血圧の有無の聴取は必須である。

⑤生活歴の聴取

高血圧は生活習慣病のひとつであり、喫煙、飲酒、食塩摂取、運動、血圧に影響を及ぼす薬剤など、また血圧に影響を及ぼす可能性のある社会的ストレス、家庭環境についても評価する。

3 患者の他科主治医への対診は重要

初診時、血圧が高かった場合にはかかりつけ内科などに紹介をする。また高血圧のための内科治療を受けている場合には、主治医とコンタクトをとり、できるだけ情報を得るようにする。

①処方されている薬の種類と量

降圧薬はCa拮抗薬が第一選択となる場合が多いが、ARBやACE阻害薬が第一選択として用いられていることもある。その他高血圧の重症度や合併症によって、数種類組み合わせて用いられることが多い。

患者の服用している降圧薬によって重症度をある程度予測することができる。血圧測定で高血圧を疑った場合、血圧でもCa拮抗薬単剤が処方され、合併症がない場合は軽症であり、複数の薬剤を併用している場合には重症度は高い。また降圧薬以外に抗狭心症薬や強心剤なども服用している患者は、臓器障害を合併しているのでリスクが高い。臓器障害を合併した重症な患者はストレスに対する耐性が低く、インプラントを含めた歯科治療中に血圧変動が起こりやすい。処方がどのぐらい前から続いているのか、最近薬の種類と投与量が変化したかなどにより、血圧のコントロールの難易度を評価する。

②最近の血圧の変動を知る

最近1〜2ヵ月の血圧の変動値を知ることは重要であり、日頃の変動値が大きいとか、ときどき高い値を示すのかを知っておく。また**拡張期血圧が100mmHgをときどき超えるような患者は、初診時の血圧が低くても、診療中に血圧が急上昇することがあるので注意が必要である**。

表5-7 リスクの層別化と高血圧の重症度に基づく歯科治療の可否

①	I度高血圧の患者 (収縮期血圧140〜159mmHg または拡張期血圧90〜99mmHg)	抜歯、インプラント治療を含めた通常の歯科治療は可能である。ただし、埋伏抜歯や多数歯抜歯、インプラント埋入などの侵襲の大きな外科処置は、大学病院や総合病院の口腔外科での治療が望ましい。
②	II度高血圧の患者 (収縮期血圧160〜179mmHg または拡張期血圧100〜109mmHg)	歯科治療はリスクが高いと考え、治療時間を30分以内に止めるか、あるいは約30分ごとに休憩を入れる。埋伏抜歯や多数歯抜歯、インプラント埋入などの侵襲の大きな外科処置は大学病院や総合病院の口腔外科での治療が望ましい。リスク第三層(糖尿病、慢性腎臓病、臓器障害/心血管病、4項目を満たすMetS、3個以上の危険因子のいずれかがある)の場合はリスクが非常に高く、歯科治療は危険であり、一般開業医での治療は避けるべきであり、緊急の処置が必要な場合には、大学病院や総合病院の口腔外科にコンサルトする。
③	III度高血圧の患者 (収縮期血圧≧180mmHg または拡張期血圧≧110mmHg)	非常にリスクが高いので、インプラント治療などは避けるべきである。緊急時や抜歯が必要な場合には、大学病院や総合病院の口腔外科にコンサルトする。
④	上記いずれの場合にも、内科の主治医に病状と治療内容について綿密な対診が必要である。	

③合併症とその重症度

合併症、あるいは高血圧を引き起こした基礎疾患の発病時期、これまでの病状の経過、最近の症状、および重症度について詳しい情報を得る。場合によっては高血圧の主治医と合併症の主治医が異なったり、複数の科で複数の主治医がいることがあるので、すべての合併症についてその情報を得ることが重要となる。

④その他主治医からのアドバイスはドンドンもらう

具体的に予定している治療を話し、その治療の侵襲度についても説明すると同時に周術期管理についてアドバイスをもらう。

5：高血圧症患者のインプラントを含む歯科治療の問題点

1 バイタルサインは必須

高血圧患者の歯科治療ではバイタルサインの確認は必須である。血圧は意識レベル、脈拍、呼吸数、体温とならびバイタルサインの一つであり、血圧測定は何らかの医療行為を行う場合、あるいは施行中には必ず行う必要がある。内因性カテコラミンが上昇して、急激な血圧上昇をまねく可能性があるため、不測の事態に対してただちに対応ができる診療体勢を備えておく。

2 重症度に基づいた歯科治療

高血圧でも他の臓器障害ならびに心血管病の合併症の有無により歯科治療が可能な場合と、要注意、歯科治療そのものを回避したほうが良い場合がある。リスクの層別化と高血圧の重症度に基づく歯科治療の可否について、表5-7にまとめた。

3 歯科治療中の血圧の変動幅をあらかじめ把握しておく

血圧変動は患者の高血圧の重症度(たとえばI度高血圧症なのかIII度高血圧症なのか)以外、患者に与える身体的、精神的ストレスによって大きく左右される。歯科治療に不安を持っていたり、過去の歯科治療の経験がトラウマになっているような患者では、簡単な処置でも大きなストレスになる。

本格的な治療を始める前に、短時間で済む簡単な処置を数回行い、血圧がどの程度上昇するか、その変動幅、回復に要する時間、どのような処置で上がるか、などを把握しておく。

4 歯科治療時の諸注意

1 診療のアポイントは午前中に

午後に比べ午前中は血圧が安定している。また、降圧

>> 高血圧患者

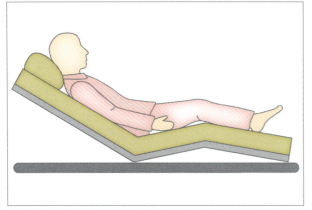

図5-9　半座位(Semi-Fowler Position)とは、仰向けで寝て15°から30°起こした姿勢のこと。40°ならFowler位、90°を座位という。

薬は朝に処方されていることが多いので、薬の効果を考えて午前中にアポイントをとる。

2 降圧薬についての注意
治療前にその日の降圧薬を処方どおりに服用してきたかのチェックを行う。

3 アドレナリン含有の局所麻酔薬の使用は控えめに
後述のように、局所麻酔を十分奏効させ、無痛的な治療を心掛ける。中等(Ⅱ度)の高血圧であれば、8万分の1アドレナリン添加リドカイン1.8mLくらいを目途として用いる。

4 ストレスをできるだけ緩和する
- ストレスの緩和のために、笑気吸入鎮静法や静脈内鎮静法を積極的に活用する。
- 尿意を催しているのを我慢していると、膀胱に尿が充満して、それがストレスとなり膀胱壁が過進展し、下腹神経を介して脊髄交感神経反射が起き、血圧が急上昇する。治療台に座る前にトイレを済ませておく。

5 水平治療はできるだけ避ける
水平位ではなく半座位(Semi-Fowler position)にする(図5-9)。水平位にすると心臓と頭部が同一の高さになるため、必然的に頭蓋内圧、口腔の血圧も上昇し、出血しやすくなる。

降圧薬服用患者は起立性低血圧を起こしやすい。特に水平位から治療椅子の背板を急激に起こすと、患者がめまいやふらつきを訴えることがある。

治療後は急な姿勢の変化を避け、起こすようにする。また、患者が椅子から立ち上がる際は、バランスを崩さないようにアシスタントに患者の身体を支えてもらう。

6 来院時の血圧を確認
来院時の血圧が160/95mmHg以上の場合には、侵襲的な処置は延期する。

6：局所麻酔薬の使い方

1 歯科治療のストレスとアドレナリン

高血圧患者において、歯科治療中の血圧上昇を引き起こす主な要因は、歯科治療に対する不安や恐怖など精神的ストレス、注射時や治療中の疼痛刺激、アドレナリンの大量投与の3種類である。疼痛刺激は副腎髄質からの内因性アドレナリンの増加を促す。したがって、表面麻酔などにより、注射時の穿刺痛を軽減するとともに、ゆっくりとした薬液注入を心がける。また治療中の疼痛刺激による内因性アドレナリンの増加を下げるために、十分量の局所麻酔薬を投与する。

2 高血圧の重症度とアドレナリン含有局所麻酔薬使用

①上記のように疼痛による精神的ストレスを回避し、局所麻酔を十分奏功させ、無痛的な治療を心がければ、中等度(Ⅱ度)の高血圧であれば1/8万アドレナリン含有リドカイン1.8mLまでは比較的安全に使用できる。

②α-メチルドーパ、レゼルピンのような交感神経抑制薬が投与されている患者では、外因性カテコラミンに対する感受性が亢進しているので、アドレナリン含有の局所麻酔薬の使用は禁忌。

③Ⅱ、Ⅲ度高血圧患者では、局所麻酔薬としてオクタプレシン含有シタネストを用いることが多いが、オクタプレシンは血管収縮作用が弱く、血圧が高いため抜歯後の止血が困難なことが多い。オキシセル、サージセ

表 5-8　リスクの層別化と高血圧の重症度に基づく歯科治療の可否

	収縮期血圧	麻酔薬の使用
①	140mmHg以下	1/8万アドレナリン含有 2％リドカインを 2 カートリッジ（3.6mL）まで投与できる。
②	140〜160mmHg	1/8万アドレナリン含有 2％リドカインを 1 カートリッジ（1.8mL）投与して、1〜2分間、血圧と脈拍数をモニタリングする。変化がなければさらに同量を追加投与できる。血圧と脈拍数が増加するようなら、シタネスト・オクタプレシン®カートリッジ 3 本（5.4mL）まで投与できる。
③	160〜180mmHg	非常にリスクが高いので、インプラント治療などは避けるべきである。緊急時や抜歯が必要な場合には、大学病院や総合病院の口腔外科にコンサルトする。
④	180mmHg以上	歯科治療を中断して安静にする。

ルなどの局所止血剤を用いる。抜歯の場合には抜歯窩を縫合するのも効果的である。

3　アドレナリンの投与量

高血圧患者では疼痛刺激による内因性のアドレナリンが血圧上昇を将来するため、アドレナリンの投与量を調整する必要がある。アドレナリンの投与量を少なくするためには、低濃度アドレナリンを使用するか、1つはフェリプレシンを併用する方法がある。たとえば、筆者らは口腔外科の手術においては、アドレナリン含有、非含有のリドカイン溶液を調整し、1/20万アドレナリン含有リドカインを使用している。しかし一般歯科医院では調整は面倒であり、市販の1/8万アドレナリン含有2％リドカインと次に述べるシタネスト・オクタプレシン®を両方使用する。

4　シタネスト・オクタプレシン®（一般名：プロピトカイン・フェリプレシン）

麻酔効果増強作用と局所止血作用ではアドレナリン含有リドカインには及ばないが、Ⅱ度ないしⅢ度（緊急で必要な場合）の高血圧患者では使用が推奨される。効果時間はリドカインより少し遅く、麻酔効力もやや弱いため少し多めに投与し、長めに待つ。実際には少なくともカートリッジ1本以上は投与し、注射後3分待つ。さらに1/8万アドレナリン含有2％リドカインを併用することで、少量のアドレナリンで十分な効果を期待できる。

5　スキャンドネスト®（一般名：メピバカイン）

メピバカインはリドカインと非常に似た局所麻酔薬である。麻酔効力はリドカインとほぼ同程度で、作用発現もほとんど等しく、作用持続時間はむしろ長い。しかし血管収縮薬を添加しないで投与すると麻酔持続時間が少ないため、治療時間は30分以内に限られる。30分以上の処置では、1/8万アドレナリン含有2％リドカインと他の併用を施行するが、スキャンドネスト®との併用よりは、シタネスト・オクタプレシン®との併用が推奨されている。

6　血圧変動と歯科用局所麻酔薬の使用

血圧変動と局所麻酔薬の使用について**表 5-8**にまとめた。後述の**表 5-10**と対比して投与を行う。

7：高血圧緊急症（高血圧脳症）

高血圧緊急症とは、著しい血圧上昇だけではなく、高血圧により脳、腎、心臓、網膜などの心血管系臓器に急性障害が生じ、進行している病態である。放置すれば不可逆的な臓器障害のため致命的であるため、ただちに降圧治療が必要である。高血圧緊急症には、高血圧性脳症、脳血管障害、肺水腫をともなう急性心不全・急性冠症候群、子癇、高血圧をともなう解離性大動脈瘤、悪性高血圧、褐色細胞腫のクリーゼなどの疾患や病態が含まれる。

▶▶ 高血圧患者

表 5-9　高血圧脳症

高血圧脳症とは何か？	・著しい血圧上昇にともない、頭痛、嘔気、嘔吐、意識障害、けいれん、うっ血乳頭、視覚障害などを呈する病態である。原因としては脳血流自動調節能の閾値を超えると、血管内皮細胞の障害、血液脳関門（BBB）の破綻をきたし、血管透過性が亢進した結果、血管原性浮腫を生じたものと考えられている。 ・治療を行わなければ昏睡から死に至る重篤な疾患であり、しかもこれは血圧を低下させることによって、ほとんど後遺症なく回復が可能である。
高血圧脳症はどんな患者で起きる？	・慢性的な高血圧患者では220/110mmHg以上で、急性の高血圧患者では160/100mmHg以上で本症を発症しやすいとされる。
高血圧患者の歯科治療で起こさないためには？	・上述のように、160/95mmHg以上の場合には、インプラント埋入を含む侵襲的（観血的）な外科治療は延期する。 ・歯科治療中に180/110mmHg以上になったら、ただちにすべての治療を中止する（ドクターストップ！）。そして、患者を座位として、安静を保つ。
高血圧脳症が疑われたら？	・急激な血圧上昇（180/110mmHg以上）となり、それにともなう脳症状（頭痛、めまい、嘔吐、痙攣など）が現れたら、高血圧脳症を疑う。 ・内科医の応援を求める。 ・バイタルサインのチェック。 ・意識消失の場合は、ただちに専門医に委ねる。 ・バイタルサインをチェックし、頭部はやや高めに維持し、必要なら一次救命処置を行う。
高血圧脳症の治療は？	・ジルチアゼム（ヘルベッサー®）5～15μg/kg/minで点滴静注。 ・ニカルジピン（ペルジピン®）0.5～6μg/kg/minで点滴静注。 ・ニフェジピンカプセル（アダラート®）の舌下投与は用いてはならない。

歯科治療で一番注意しなければならないのは、血圧が高い状態で治療を続けたときに継発する可能性のある高血圧脳症である。高血圧脳症について表5-9にまとめる。

【 8：高血圧患者へのインプラント埋入の周術期管理 】

上記のように、高血圧の患者では著しい血圧上昇にともなう高血圧脳症にもっとも注意する必要がある。

特に高血圧症の中でも心血管疾患を合併している患者や、血圧のコントロールが十分でなく、迅速で適切な血圧管理が必要とされる患者のインプラント埋入を含む外科的治療は、適切な管理の行える大学病院、または総合病院の歯科口腔外科で行うのが適切である。88ページより、東北大学病院顎口腔外科で行っている重度（Ⅲ度）高血圧患者のインプラント関連外科手術の周術期の系統的な血圧管理[6]と厳密な血圧管理を必要としたインプラント埋入症例を紹介する（図5-10、表5-10、図5-11、12）。

【 9：血圧が著しく上昇したら？ドクターストップ！ 】

インプラント治療や抜歯などの歯科治療中に血圧が著しく上昇したら、高血圧緊急症に移行する可能性があり、非常に危険である。ただちに歯科治療を中断（ドクターストップ）し、救急処置を行う。

①ユニットの背板を挙上し、Semi-Fowler Positionにして安静を保つ。

②心筋酸素消費量の上昇を考慮し、酸素吸入（約5L/分）を行う。

③収縮期血圧200mmHg以上が持続するとき、あるいは中枢神経症状が認められる時は、ただちに内科主治医に連絡し、指示を仰ぐ。

④血圧上昇が持続して降圧薬を投与する場合には、ニフェジピン（アダラート®）5～10mgを経口投与。ただし効果発現までには20～30分かかる。

⑤症状が激烈の場合にはジルチアゼム（ヘルベッサー®）を5mgずつ、ないしニカルジピン（ペルジピン®）を1mgずつ静注する。ただし急激な降圧は危険。

⑥高血圧緊急症が疑われたら救急車を呼ぶ。意識消失の場合は一次救命処置を行う。

第5章のまとめ

高血圧患者に歯科治療を行う場合のポイント

- ☑ 高血圧の患者の治療は降圧薬を朝に服用した後できるだけ午前中に行う。
- ☑ 来院時の血圧が160/95mmHg以上の場合には、緊急性のないインプラント埋入など侵襲的な処置は延期する。
- ☑ Ⅱ度の高血圧で歯科治療が必要な場合は、1/8万アドレナリン含有リドカイン1.8mL 1本、30分程度の処置に止める。
- ☑ 歯科治療中、急激な血圧上昇(180/110mmHg以上)となり、それにともなう頭痛、めまい、嘔吐、けいれんなどが現れたら高血圧脳症を疑い、すべての治療をただちに中止する。

10：おわりに

　超高齢社会を迎え、歯科外来を受診する患者で高血圧の患者は増加の一途を辿っている。高血圧の患者の多くは無症状であり、心疾患、脳血管障害、腎障害、糖尿病などを合併することが多い。歯科を受診した際に、血圧測定し、初めて高血圧が見つかることもある。

　インプラント治療は手術侵襲を含む身体的ストレスのみならず、痛みや不安、恐怖心から精神的ストレスがかかり、時として異常な高血圧をきたすことがある。異常な高血圧をそのままにして治療を続けると、高血圧脳症という重篤な事態をまねく可能性がある。

　したがって、われわれ歯科医師は高血圧に対する十分な知識を持ち、主治医と密に連絡をとり、また専門の口腔外科、麻酔科と連携をとり、適切な対処法を身につけておく必要がある。

参考文献

1. 苅野七臣(編集)．最新医学別冊 診断と治療のABC 116．高血圧．東京：最新医学社，2016．
2. 島本和明(編)．慢性疾患薬物療法のツボ 高血圧．東京：日本医事新報社，2003．
3. 日本高血圧学会(編)．高血圧治療ガイドライン2009 ダイジェスト．東京：ライフサイエンス出版，2009．
4. 日本高血圧学会(編)．高血圧治療ガイドライン2014．東京：ライフサイエンス出版，2014．
5. 西田百代(監修)，椙山加綱(著)．有病高齢者歯科治療のガイドライン(上)．東京：クインテッセンス出版，2013．
6. 下田 元，佐藤 実，高橋 哲．異常高血圧を呈した顎口腔外科外来症例の周術期血圧管理に関する臨床的評価．東北大歯誌 2015：34(1)：24-31．

▶▶ 高血圧患者

東北大学病院での高血圧患者の周術期血圧管理の実際	
対象症例	重度（Ⅱ-Ⅲ度）の高血圧患者（白衣高血圧を含む）で、診療時の過度の精神的緊張亢進にともなう血圧上昇を示す症例
対象疾患	インプラント埋入、骨造成、顎骨嚢胞、埋伏智歯抜去
モニター	Ⅱ誘導心電図、非観血的動脈圧、経皮的動脈酸素飽和度（SpO$_2$）
静脈内鎮静法	ジアゼパム/ミダゾラム/プロポフォール使用
降圧薬	ニカルジピン（nicardipine：NCP、商品名：ペルジピン®）、ジルチアゼム（diltiazem：DTZ、商品名：ヘルベッサー®）
麻酔担当医	歯科麻酔専門医、日本蘇生学会指導医
体位	半座位（Semi-Fowler position）
局所麻酔薬	血管収縮薬としてフェリプレシン（商品名：シタネスト-オクタプレシンカートリッジ®、デンツプライシロナ）
血圧管理の実際	①モニター類の装着。 ②異常高血圧に起因する頭蓋内圧亢進の増強を防止するため、患者を半座位（Semi-Fowler position）に保ち、鼻カニューレによる酸素投与（2L/min）を行う。 ③静脈路を確保し、降圧薬（NCP、DTZ）を持続静注、bolus投与、ジアゼパム/ミダゾラム/プロポフォールによる静脈内鎮静法を行う。 ④術中の異常高血圧時、安静時血圧を目安に初期降圧レベルとして収縮期血圧を130〜160mmHg程度に管理するように、NCP/DTZの持続静注（シリンジポンプ使用）/bolus開始後用量を注意深く調整。 ⑤NCPでは0.5〜3μg/kg/minの持続投与あるいは0.2〜0.5mgのbolus間歇投与、DTZでは2〜5μg/kg/minの持続投与あるいは2〜5mgのbolus間歇投与により、適宜静脈内鎮静法を併用し、適切な降圧レベルを維持する。 ⑥本方法で行った54症例の収縮期血圧変化を図5-10に示す。術前平均183mmHg（分布：149〜213mmHg）であったが、投与中は平均144mmHg（分布：129〜163mmHg）、術後は平均150mmHg（分布：129〜168mmHg）と安定した周術期血圧管理が得られた。術前、術中、術後の血圧、心拍数の推移を表5-10に示す。 ⑦NCP、DTZの血管拡張作用による反射性頻脈を認めず、心拍数、SpO$_2$の推移に著変はなく、また周術期に高血圧脳症などの徴候を示した症例はなかった。

東北大学病院での高血圧患者の周術期血圧管理の実際（続き）

本法による周術期血圧管理のまとめと考察

- 重度（特にⅢ度）の高血圧においては、心循環系に悪影響を与えないように、局所麻酔薬を選択する。とくに冠動脈の収縮作用、心機能抑制を考慮し、歯科治療で通常使用される、エピネフリン8万分の1添加リドカインの使用は控え、フェリプレシンを選択する。一方、局所麻酔効果をより確実にするために血管収縮作用が強いアドレナリンを使いたい場合は、アドレナリンの16(20)万分の1希釈液を使用し、少量ずつ分割して用いる。そうすることで、β1・α1作用による心循環系への影響を軽減できる。
- 脳血流は自動調節（autoregulation）によって、平均動脈圧は60〜150mmHgにほぼ一定に保たれている。過度の血圧上昇は上述のように、その閾値を超え高血圧脳症を起こす可能性がある。一方で高齢になると、脳血流が高血圧の方にシフトしている可能性があり、過度の血圧低下は脳循環不全、すなわち脳梗塞を起こす可能性もある。したがって、臓器血流量を反映する平均動脈圧の過度の低下に至らないよう、血圧上昇度に応じて収縮期血圧を130〜160mmHg程度に維持することが重要である。
- 降圧薬のうち、NCPは他のCa拮抗薬に比較して血管選択性が高く、血圧低下にともない交感神経を介した反射性頻脈を惹起する可能性がある。一方、冠拡張作用から心筋保護効果を発揮しうるので、虚血性心疾患を合併した患者には有利である。
- DTZは抗不整脈の治療薬としても使用され、心刺激伝導抑制作用がある。したがって、降圧管理と同時に頻脈不整脈発現の防止に有効である。ただし徐脈を誘起する可能性もある。
- したがって、これらの降圧薬の使用として、心拍数が70〜80回/min程度以下（徐脈性の血圧上昇時）ではNCP、90〜100回/min程度以上（頻脈性の血圧上昇時）ではDTZの適用を考慮する。
- 経口投与が可能な場合は、ニフェジピン（Ca拮抗薬、商品名：アダラート®〈バイエル製薬〉）5〜10mgの服用（作用発現は20〜30分程度）も有効だが、舌下投与は用量調節が困難で過度の血圧低下、反射性頻脈をまねくため禁忌である。
- 緊急時の高血圧対処には降圧薬の静注投与が基本である。

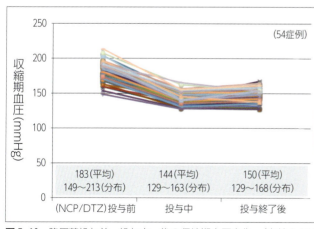

図5-10 降圧薬投与前・投与中・後の収縮期血圧変化。（文献6より引用・改変）

表5-10 NCP/DTZ投与前・中・後の血圧、心拍数の推移変化

	血圧 （収縮期血圧/拡張期血圧）(mmHg)	心拍数 （回/min）
投与前	183/93 (149〜213/60〜119)	82 (59〜125)
投与中	収縮期血圧： 130〜160mmHg程度に降圧管理 （安静時レベルを目安に） 144/75 (129〜163/52〜98)	83 (58〜106)
投与終了後	150/79 (129〜168/53〜109)	83 (60〜109)

▶▶ 高血圧患者

厳密な血圧管理を必要とした高血圧患者へのインプラント埋入例

対象	77歳、女性
主訴	右下大臼歯部の歯茎が腫れた。
現病歴	第二大臼歯付近の歯肉の腫脹を主訴に大学病院へ来院。7⏌のPerにてブリッジ切断と抜歯を受け、その後同部へのインプラント埋入を希望し、当科へ紹介来院となった。
既往歴	既往歴は特記事項なし。50代から血圧が高値であると指摘されているも放置していた。2年前、全身麻酔下で全顎にわたるインプラント埋入手術を受けたが、周術期の血圧などの循環動態に特記事項はなかった（図5-11）。
治療方針	6⏌部へのインプラント埋入（1本）
処置および経過	患者の申告では家庭血圧が収縮期130台とのことだったが、初診時血圧：164/75mmHg、脈拍：75/minで、白衣高血圧症と診断した。外来、局所麻酔下のインプラント埋入を計画した。手術当日、初回血圧が198/88mmHgと異常高血圧を示したため、静脈路を確保し、降圧薬の点滴静注による周術期血圧管理を行うこととした。術直前の血圧は216/84mmHgとさらに上昇していた。局所麻酔薬としてシタネスト‐オクタプレシンカートリッジ®を用いた。NCPとDTZによる厳密な血圧管理を行い、術中血圧は収縮期血圧140～160mmHg、拡張期血圧70～90mmHgで安定していた。予定どおり通法に従い6⏌部にインプラント（NobelSpeedy Groovy WP5.0×10mm）を1本埋入した（図5-12）。麻酔時間は1時間20分、手術時間は35分であった。術後の血圧は149/63mmHgであった。
本症例から学んだこと	・インプラントを含む歯科治療で受診する患者は、診療前からの不安、恐怖感から精神的緊張をきたしやすく、白衣高血圧から異常高血圧を示すことがある。したがって前述のように、第一に高血圧が内科的にコントロールされているかどうかを評価する必要がある。 ・病歴に非コントロール状態の高血圧を有する患者に精神的ストレスが加われば、本症例のように過度の血圧上昇を来し、高血圧脳症に陥るリスクが高い。 ・もしこの患者が一般開業医で、モニターもなく、降圧薬も準備がなく手術が行われていたら……と思うと背筋が寒くなる。本症例は大学病院で降圧薬点滴静注下に厳密に管理することで手術が可能であった。

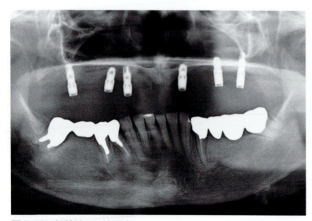

図5-11　初診時のX線写真。

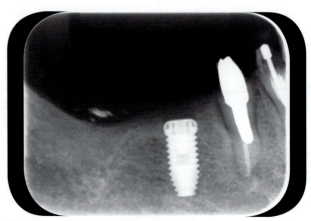

図5-12　インプラント埋入後のX線写真。

第6章

がん化学療法患者

▶▶ がん化学療法患者

1：はじめに

　がんは1981年から日本人の死因第1位であり、2014年には年間37万人近くががんで命を落とし、毎年75万人が新たにがんと診断されている。さらに生涯のうちに約2人に1人ががんにかかると推定されている。一昔前までは、がんは"不治の病"といったイメージがあったが、近年のがん治療の進歩は目覚ましく、がんは治る病気あるいは長く共存できる病気となり、がん患者の6割は、治療を乗り越えて社会復帰を果たしている。

　従来、がん治療は入院加療が一般的であったが、近年は通院で行われるようになってきている。特に、これまで外来診療の対象となりにくかった高齢がん患者や、進行がん患者に対しても積極的に外来化学療法が導入されている。

　外来化学療法は、がん患者がそれまでと変わらない生活を送りながら治療を継続してくことが可能となり、患者のQOLが維持されるという大きなメリットをもっている。しかしながら、新たな治療レジメや分子標的薬をはじめとする新薬の導入によって、患者は多様で複雑な副作用への対応を迫られている。

　がん治療にともない、口腔内には多くの有害事象が発症する。積極的ながん化学療法が行われている期間には、インプラント治療は禁忌であるが、治療後に服用を開始した場合、口腔ケアだけでなく、合併症の予防と合併症に対するケアおよび治療、さらにはインプラント周囲炎に対する治療や、インプラントのスリーピング、撤去などが必要となる場合がある。

　ここでは歯科治療、主にインプラント治療を行った後にがん治療を行う場合の問題点、対処法について学ぶ。

2：抗がん剤にはどんなものがあるのか？

1　いまさら聞けない、抗がん剤とは？

　がんの治療は、手術療法、化学療法、放射線療法の三大療法が中心だが、化学療法が行われる場合は抗がん剤が主に用いられ、がんの種類や病状に応じて抗がん剤の種類が選択される。

　抗がん剤には、がん細胞の増殖を抑制する作用がある。また、薬剤が血液によって全身に運ばれ、広範囲のがん細胞を攻撃することも可能となる。したがって、局所的な腫瘍のみならず、転移したがんや白血病などに対しても有効である。なお、局所的に抗がん剤を注入する方法もあり、局所療法と呼ばれる。

　また、抗がん剤は治療に補助的に使用される場合もあり、手術療法の前に腫瘍を小さくする術前化学療法や、手術後の再発防止を目的とした術後化学療法がしばしば行われる。その他、転移して手術が不可能である場合、延命や症状の緩和を目的に使用される場合もある。

2　抗がん剤の種類

　がんに対する薬は、現在約100種類近くあるといわれ、経口薬も注射薬もある。また、その投与期間や作用機序もさまざまである。

　がんに対する薬のタイプを大きく2つに分けると、1つはそれ自身ががんを殺す能力をもったもので、抗がん剤に相当し、もう一方は自身はがんを殺すことはできないけれども、がんを殺すのを助ける機能をもつ薬で、免疫賦活剤と呼ばれる。

　抗がん剤は、その作用機序や由来により、「細胞障害性抗がん剤」と「分子標的薬」に分類される。「細胞障害性抗がん剤」はさらに、①代謝拮抗薬、②アルキル化剤、③抗がん性抗生物質、④微小管阻害薬、⑤プラチナ製剤などに分類される（表6-1）。

1 細胞障害性抗がん剤
①**代謝拮抗薬**

　がん細胞が分裂・増殖する際に、核酸の材料となる物質と化学構造が似ている物質でDNAの合成を妨げ、がん細胞の代謝を阻害して、増殖を抑制するものである。頭頸部がんでは5-FU、TS1、UFTなどが用いられる。

②**アルキル化剤**

　アルキル基をがん細胞のDNAに付着させ、らせん状にねじれた2本のDNAを異常な形で結合させて、DNAのコピーができないようにする。そうしてアルキル基が結合した状態でがん細胞が分裂・増殖を続けようとする

表6-1 抗がん剤の種類

抗がん剤の種類	主な薬剤【一般名】	剤形
代謝拮抗薬	a：5-FU〈協和発酵キリン〉 b：TS1 (S-1)〈大鵬薬品工業〉 c：UFT〈大鵬薬品工業〉	a b c
アルキル化剤	エンドキサン〈塩野義製薬〉 【シクロホスファミド】	
抗がん性抗生物質	a：ブレオ注射用5 mg〈日本化薬〉 【ブレオマイシン】 b：ペプレオ〈日本化薬〉 【ペプロマイシン】	a b
微小管阻害薬	ドセタキセル〈東和薬品〉	
プラチナ製剤	シスプラチン〈日医工〉（右写真） カルボプラチン〈沢井製薬〉 アクプラ〈日医工〉 【ネダプラチン】	
分子標的薬	アービタックス 〈メルクバイオファーマ〉 【セツキシマブ】	

とDNAがちぎれてしまうため、がん細胞は死滅する。シクロホスファミドなどがある。

③抗がん性抗生物質

土壌に含まれるカビなどから作られたもので、がん細胞の細胞膜を破壊したり、DNAまたはRNAの複製・合成を阻害する。代表的なものとして、ブレオマイシン、ペプロマイシンがある。

④微小管阻害薬

細胞の中にあって細胞の分裂に重要な微小管の働きを止めることにより、がん細胞を死滅させる。ビンカアルカロイド系とタキサン系の2種類の化学物質に分類される。頭頸部がんではドセタキセルが用いられる。

⑤プラチナ製剤

アルキル化剤と同様に、DNAの二重らせん構造に結合してDNAの複製を阻害するほか、アポトーシスによりがん細胞を自滅させる働きもある。現在の抗がん剤で重要な働きを示し、頭頸部で用いられるシスプラチン、カルボプラチン、ネダプラチンがある。

2 分子標的薬

がん細胞に特徴的に発現しているタンパク分子を標的とし、これらの作用を阻害することで、がん細胞の増殖を抑制する抗がん剤である。これまでの抗がん剤と異なる点は、標的となる分子が明確になっているため、がん細胞を選択的に攻撃することができる点で、副作用が少ないと期待されている。頭頸部ではセツキシマブが挙げられる。

3：抗がん剤による口腔内の有害事象

抗がん剤による治療にともない、口腔内には多くの有

▶▶ がん化学療法患者

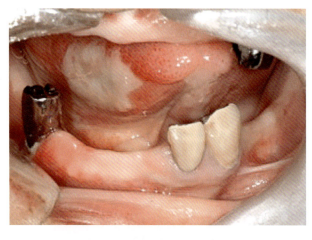

図6-1 口腔粘膜炎。がん治療時に発症する紅斑・萎縮・びらん・潰瘍性病変と定義され、いわゆる"口内炎"とは区別されている。

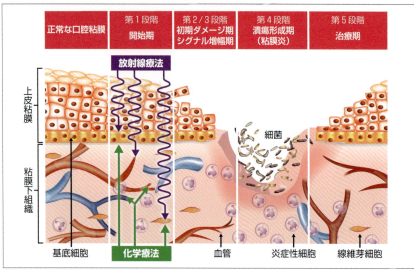

図6-2 抗がん剤の直接作用による口腔粘膜炎の発生機序。(文献2より引用・改変)

害事象が発現する。すべてのがん化学療法の40％に、造血幹細胞移植患者の80％、口腔領域に照射野が入る放射線治療もしくは放射線化学療法の頭頸部がん患者の100％に口腔合併症が発症し、その半分が口腔粘膜炎であるとされる[1]。

口腔内の有害事象の主なものに口腔粘膜炎、ヘルペス性口内炎、カンジダ性口内炎、歯性感染症などが挙げられる。

1 口腔粘膜炎とは？

1 口腔粘膜炎は口内炎と違うの？

口腔粘膜炎は、がん治療時に発症する紅斑・萎縮・びらん・潰瘍性病変と定義され、いわゆる"口内炎"とは区別されている。図6-1に代表的な口腔粘膜炎の1例を示す。

2 口腔粘膜炎はどのように発症する？

口腔粘膜炎発生のメカニズムを図6-2、表6-2に示す。抗がん剤が直接作用する場合と、骨髄抑制にともない二次的に発生する場合がある。図は直接作用を示している。

発生機序は細胞障害性抗がん剤による直接作用および誘導されるサイトカインやフリーラジカルにより、粘膜の基底細胞が障害され、アポトーシスが起こることにより、粘膜上皮形成が阻害されることによって起こる。

通常、口腔粘膜炎は抗がん剤投与後5～10日で出現するといわれ、2週間をピークとして潰瘍形成を認める。そして、2～3週間以内に収束し治癒経過をたどるが、全身状態が不良であったり、口腔内の清掃状態が悪く、

表6-2 口腔粘膜炎の発生機序の段階

段階	
第1段階：開始期	はじめは粘膜の性状に視覚的な変化はないが、粘膜下では抗がん剤によってDNAが直接的に障害され、基底上皮細胞および上皮粘膜下細胞に細胞死が起こる。また、活性酸素を発生させ、結合組織やDNA、細胞膜を障害する。
第2段階：初期ダメージ期	NF-κBのような転写因子の活性化によりTNF-α、IL-1β、IL-6をはじめとする炎症性サイトカインがマクロファージより産生され、組織障害やアポトーシスが進行する。
第3段階：シグナル増幅期	炎症性サイトカインによってNF-κBなどの転写因子やMAPK経路の活性化などのpositive-feedbackが起こり、組織障害はさらに増幅する。なお、この段階においても視覚的には症状はみられない。
第4段階：潰瘍形成期	潰瘍形成が起こり、それにともなう疼痛、上皮細胞の栄養低下をきたす。また、粘膜障害による粘膜バリア能力の低下により口腔内感染リスクが高くなる。カンジダやヘルペスによる感染をきたした場合、その外観も大きく変化する。
第5段階：治癒期	時間の経過とともに原因となっていた抗がん剤の影響が少なくなり、上皮細胞の増殖と分化が促進し、口腔粘膜炎は治癒に向かう。

表6-3 口腔粘膜炎を起こしやすい抗がん剤（文献3、4より引用・改変）

分類	主な薬剤
代謝拮抗薬*	5-FU、TS1（S-1）、UFT、エトポシド、トポテカン、イリノテカン、テニポシド
アルキル化剤	ブスルファン、シクロホスファミド、イホスファミド、メクロレタミン、メルファラン、プロカルバジン、チオテパ
抗がん性抗生物質	ダクチノマイシン、ブレオマイシン、マイトマイシンC
微小管阻害薬	ドセタキセル、パクリタキセル
プラチナ製剤	シスプラチン、カルボプラチン
分子標的薬	スニチブ、ソラフェニブ、テムシロリムス、エベロリムス、エルロチニブ、セツキシマブ、パニツムマブ

*エトポシドなどのトポイソメラーゼ阻害薬は別に分類されるが、ここでは便宜的に代謝拮抗薬に含める。

細菌が多いと感染により症状が重症になったり、治癒が遅れる。

また、抗がん剤によって口腔粘膜炎になった場合、約50％が重症な症状のため、抗がん剤の投与量の減量や治療スケジュールの変更などを余儀なくされる。口腔粘膜炎の発生は、抗がん剤の種類、投与期間、投与量、放射線治療の併用などによって発症頻度や治癒までの期間が異なる。

3 口腔粘膜炎を起こしやすい抗がん剤は？

口腔粘膜炎の発症頻度が高い抗がん剤を**表6-3**に示す。頭頸部がんで用いられる抗がん性抗生物質であるブレオマイシン、代謝拮抗薬の5-FUやTS1、プラチナ製剤であるシスプラチン、カルボプラチン、タキサン系（微小管阻害薬）のドセタキセルなどは高頻度で口腔粘膜炎を引き起こす。

4 レジメ別の発症頻度は？

レジメ別の発症頻度を**表6-4**に挙げる。頻度・重症度の差はあるが、ほぼすべてのがん疾患で口腔粘膜炎の発症がある。

特に頭頸部がんでは、4～6割と発現頻度が他の固形がんより高い。また頭頸部がんは放射線治療も併用されることが多く、照射野に口腔が入ることが多いため、重症な口腔粘膜炎を発症しやすい。

5 注意すべき口腔粘膜の発症部位は？

口腔粘膜炎は、粘膜で動きがあり、軟らかい可動粘膜に発症する。可動粘膜では口唇裏面、舌側縁、舌腹、頰粘膜、軟口蓋に発症しやすい。可動性はあるが特殊粘膜

▶▶ がん化学療法患者

表6-4 レジメ別口腔粘膜炎の発症頻度（文献5より引用・改変）

がん種	口腔粘膜発症頻度	レジメ
乳がん	12～69%	
胃がん	12～43%	TS1単独とTS1＋シスプラチン
大腸がん	30～51%	
前立腺がん	20%	ドセタキセル＋プレドニン
非ホジキンリンパ腫	27%	R-CHOP[1]
頭頸部がん	43%（グレード3～4）	シスプラチン＋RT[2]
	56%（グレード3～4）	セツキシマブ ＋ RT
	38%（グレード3～4）	カルボプラチン ＋ RT
非小細胞がん	20～29%	
食道がん	42%	シスプラチン ＋ 5-FU ＋ RT
卵巣がん	6～9%	カルボプラチン＋パクリタクセル or ドセタキセル
造血幹細胞移植治療	67～100%	

R-CHOP[1]：悪性リンパ腫でもっとも代表的な療法、Rはリツキシマブ（分子標的薬）でCHOP療法を組み合わせる。
RT[2]：放射線療法。

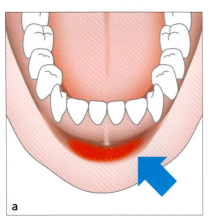 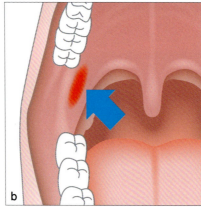 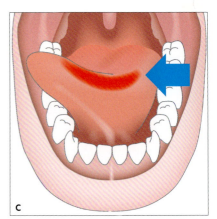

図6-3 a～c 注意すべき口腔粘膜炎の発症部位 。可動粘膜では口唇裏面、舌側縁、舌腹、頬粘膜、軟口蓋など、角化粘膜では舌背（可動性はあるが特殊粘膜で角化粘膜）、歯肉、口腔外などの口腔粘膜炎の観察のポイントとなる。

で角化粘膜である舌背部や、歯肉、硬口蓋などの角化粘膜にも発症する（**図6-3**）。

また、一般的に細胞障害性抗がん剤による口腔粘膜炎は、口腔内の可動域・非角化粘膜部位で起こりやすいが、分子標的薬では刺激を受けにくい非可動域・角化粘膜部位に限局するアフタが特徴的である。

6 口腔粘膜炎のグレード評価は？

口腔粘膜炎評価のグレードを**表6-5**に示す。医療者の評価は誤差が大きく、グレードで明確に判断できないこともあり、実際の臨床においては、痛いか、ご飯が食べられるか、水が飲めているかなどの患者の主訴も重要

な評価である[1]。

以下に症例を示す。**表6-5**と合わせてグレードと経過を見ていただきたい。

7 症例1：上顎歯肉がんに対する放射線併用化学療法後の口腔粘膜炎

患者は60代、女性。上顎歯肉がんに対して、放射線併用化学療法（シスプラチン＋RT）を行った症例である。上顎左側歯肉から口蓋にかけての腫瘤を認める（**図6-4a**）。治療開始後2週で、グレード1、すなわち軽度の粘膜炎が出現している。**図6-2**の第4段階：潰瘍形成期に当たる（**図6-4b**）。治療開始後4週間でグレー

表6-5　口腔粘膜炎のグレード評価〔NCI-CTCAE（National Cancer Institute-Common Toxicity Criteria）version 4.0による〕

グレード	
グレード1	症状なし、または軽度の症状がある：治療不要
グレード2	中等度の疼痛：経口摂取に支障がない、食事の変更を要する
グレード3	高度の疼痛：経口摂取に支障がある
グレード4	生命を脅かす：緊急処置を要する
グレード5	死亡

症例6-1　上顎歯肉がんに対する放射線併用化学療法後の口腔粘膜炎（図6-4a～f）

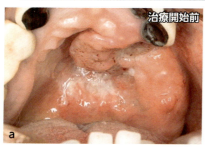
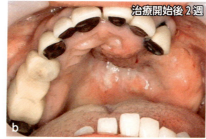
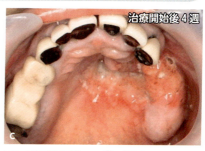
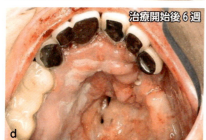
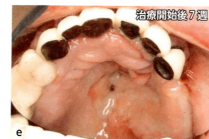
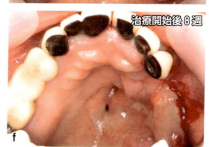

図6-4a～f　上顎歯肉がんに対する放射線併用化学療法後の口腔粘膜炎の経過。

ド3へ、さらに治療開始後6週でグレード4へ進行している（**図6-4c、d**）。この時期では摂食はきわめて困難である。治療開始後7週には粘膜炎は治癒に向かっている（**図6-4e**）。**図6-2**の第5段階：治癒期に当たる。

治療開始後8週にはほぼ口腔粘膜炎は消失し、がんの腫瘍も完全に消失している（**図6-4f**）。

8 口腔粘膜炎の対処法は？

口腔粘膜炎の発症頻度の高いレジメの化学療法では、治療開始前に必ず①口腔内清潔保持、②口腔内保湿、③疼痛コントロールを行う。

①口腔内清潔保持

基本的には、1日3回の歯ブラシを用いるブラッシングが口腔ケアの基本である。

②口腔内保湿

口腔内を保湿すると、口腔粘膜炎の症状は軽減するために、積極的に行われる。基本は含嗽である。

含嗽は市販の保湿剤や生理食塩水を用いて、1日8回を目標に、治療開始（粘膜炎発症前）から治療終了時（粘膜炎治癒時）まで継続する。

口腔粘膜炎に対する含嗽剤を**表6-6**に示す。一般的にはアズレンスルホン酸、ポピドンヨード、アロプリノールが用いられるが、クロルヘキシジンは海外でその有効性が報告されている[6]。しかしその濃度はいずれも高濃度で、本邦で許可されている0.05％のものの有効性については不明である。ザイロリック®は痛風の薬だが、

▶▶ がん化学療法患者

表6-6 口腔粘膜炎に対する含嗽剤

種類	薬剤	商品名	作用機序・効用	剤形
抗炎症薬	アズレンスルホン酸	a：ハチアズレ®〈小野薬品工業〉b：アズノール®〈日本新薬〉	抗炎症作用 ヒスタミン遊離抑制作用 上皮形成促進作用	a / b
殺菌消毒薬	ポビドンヨード	イソジンガーグル®〈塩野義製薬〉	口腔粘膜の消毒 細菌、真菌、ウィルスに有効	
殺菌消毒薬	クロルヘキシジン	a：ジェルコートF®〈ウェルテック〉b：コンクールF®〈ウェルテック〉	口腔内細菌の殺菌、増殖抑制	a / b
鎮痛薬	塩酸リドカイン	キシロカインビスカス®〈アスペンジャパン〉	局所麻酔	
その他	アロプリノール	ザイロリック®〈グラクソ・スミソクライン〉	アロプリノールは高尿酸血症治療に使用される尿酸産生阻害剤であるが、フリーラジカルを消去する効果も確認されており、アロプリノール含嗽療法として用いられる	100mg 1錠を水100mlに溶解して使用

5-FUによる口腔粘膜炎予防、治療として用いられる。

③疼痛コントロール

口腔粘膜炎評価のグレードで対応は決まる（表6-7）。

グレード1（軽度の粘膜炎）の場合、含嗽を行うことで疼痛は緩和されるので、特に鎮痛薬の必要はない。

グレード2（中等度の粘膜炎）の場合、口の中がひりひり痛い、あるいは飲み込むと痛い場合には、含嗽を継続し、アセトアミノフェンまたはNSAIDsを1日3回服用する。疼痛の程度により、即効性モルヒネを頓服で用いる。

グレード3（重度の粘膜炎）の場合、口の中が痛く話せない、痛くて飲み込めない、食事ができない場合には、含嗽剤以外に鎮痛薬を積極的に用いる。具体的には、アセトアミノフェンまたはNSAIDsとモルヒネの両方を決められた時間に用いる。

これら口腔ケアについては、専門の知識を持った歯科衛生士の関与が必要である。また投薬については、専門知識をもった歯科医師または医師の管理が必要である。

> **COLUMN**
>
> ### 抗がん剤使用患者でインプラントメインテナンスに用いる含嗽剤は？
>
> 純チタンの耐食性は、強酸、ポビドンヨード、クロルヘキシジンには影響されないとされる。
>
> 実際にはクロルヘキシジンやゲルが有効であるという報告がある他に、重炭酸ナトリウムが有効であるとされる。
>
> 高濃度（0.025～0.5％）のフッ化ナトリウム（NaF）で純チタンの耐食性の低下が報告されており、これらが配合されている歯磨剤や含嗽剤の使用には注意が必要である。

表 6-7　口腔粘膜炎の疼痛コントロール

グレード評価	痛みの程度	方法
グレード1 軽度	・口の中がざらざら ・のどに違和感	含嗽 1日8回程度
グレード2 中等度	・口の中がひりひり・痛い ・飲み込むと痛い ・食事はできる	含嗽＋鎮痛薬 含嗽：1日8回程度 鎮痛薬：アセトアミノフェン or NSAIDsを1日3回
グレード3 重度	・口の中が痛く話せない ・痛くて飲み込めない ・食事ができない	含嗽＋鎮痛薬＋医療用麻薬 含嗽：1日8回程度 鎮痛剤＋医療用麻薬：アセトアミノフェン or NSAIDs とモルヒネの療法を決められた時間に用いる

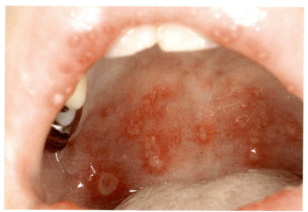

図6-5　ヘルペス性口内炎。口腔内全体に多数の小水泡ができ、破れてびらんを形成している。著しい接触痛のために食物摂取が困難である。

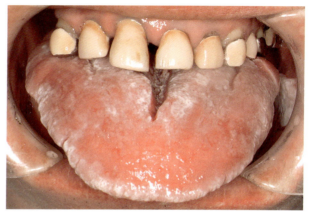

図6-6　カンジダ性口内炎。Candida Albicanceの日和見感染によって起こる。カッテージチーズ様の白苔が口腔内全体に広がっている。偽膜は綿棒などで拭うと除去は可能である。治療は抗真菌薬を含む含嗽が効果的である。

2　抗がん剤による口腔粘膜炎以外の他の有害事象

①ヘルペス性口内炎

抗がん剤投与による免疫低下により単純ヘルペスによる日和見感染が原因で、複数の小水泡ができ、それが破れるとびらんや浅い潰瘍を形成し、痛みをきたし、発熱、倦怠感などの随伴症状をともなう（図6-5）。

②カンジダ性口内炎

がん治療時に発症する口腔感染症の中でももっとも頻度が高い。抗がん剤による免疫低下や、ステロイド薬の長期服用による日和見感染、感染時の抗菌薬の投与による菌交代現象、骨髄抑制、粘膜損傷、唾液分泌量の低下などで発症する。

カッテージチーズのような白苔を主体とする偽膜性病変がもっとも出現しやすく、ピリピリ、チクチクという持続性の痛みを特徴とする（図6-6）。

③歯性感染症

う蝕、歯周病、インプラント周囲炎などの治療が完成しない状態、すなわち慢性の感染病巣をもったまま免疫抑制剤や骨髄抑制の強い化学療法を受けると、今まで症状のなかった歯や歯周組織に感染が起こり、痛みや腫脹が起こる。

原因として白血球減少による免疫低下、悪心や痛みによる口腔清掃不良、唾液の分泌量の低下などが挙げられる。

抗がん剤投与後に辺縁歯肉に潰瘍を生じた場合は、口腔粘膜炎ではなく、歯性感染症の急性化で、白血球減少などの感染防御能の低下にともなう潰瘍性歯肉炎と考える。

ガイドラインでは、**がん治療を開始する2週前までに歯科治療を済ませることが推奨されている。抗菌薬が有**

表6-8 主な免疫抑制薬

種類	一般名	主な製品名	剤形
副腎皮質ステロイド	プレドニゾロン	プレドニン® 〈塩野義製薬〉	
代謝拮抗薬	アザチオプリン	a：メサラジン® 〈小林化工〉 b：アザニン® 〈田辺三菱製薬〉	
カルシニューリン抑制剤	シクロスポリン	a：シクロスポリン® 〈東和薬品〉 b：ネオーラル® 〈ノバルティスファーマ〉	
抗体製剤 （分子標的薬）	リツキシマブ	リツキサン注® 〈全薬工業〉	
mTOR阻害薬	エベロリムス	アフィニトール® 〈ノバルティスファーマ〉	

効であるが、ステロイド軟膏は症状の悪化につながる。

4：免疫抑制薬とは？

移植した臓器や組織に対する拒絶反応の抑制や、自己免疫疾患やそれと推定される疾患（関節リウマチ、重症筋無力症、全身性エリテマトーゼス、クローン病、潰瘍性大腸炎など）の治療、アレルギー性喘息の長期抑制などにおいて、免疫系の活動を抑制ないし阻止するために用いる薬剤である。

1 免疫抑制薬にはどんなものがある？

①副腎皮質ステロイド、②代謝拮抗薬、③カルシニューリン抑制剤、④抗体製剤、⑤mTOR阻害薬などが挙げられる（表6-8）。

①副腎皮質ステロイド

自己免疫疾患やアレルギー疾患など多くの疾患で用いられている。近年では副作用を減らすために減量される方向にある。インプラント治療および外科治療の周術期管理については、第1章を参考にされたい。

②代謝拮抗薬

細胞のDNA合成を阻害する。アザチオプリンなどがある。

③カルシニューリン抑制剤

特異的リンパ球シグナル伝達阻害薬で、シクロスポリン、タクロリムス、シロリムスなどがある。

④抗体製剤（分子標的薬）

分子標的薬として抗がん剤・免疫抑制剤として用いられる。リツキシマブなどがある。

⑤mTOR阻害薬

mTORはエムトアと呼ばれ、細胞内シグナル伝達に関与するタンパク質キナーゼの一種である。mTORは細胞の栄養状態を反映し、タンパク合成、細胞増殖、血管新生、免疫などを制御するので、その阻害剤は免疫抑制剤として使用されている。mTOR阻害薬は口腔粘膜炎を惹起するので注意が必要である。エベロリムスなどがある。

表6-9 免疫抑制薬の副作用

一般名	腎毒性	高血圧	高脂血症	糖尿病	胃腸障害	蛋白尿	その他
シクロスポリン	◎	◎	◎	○	○		歯肉肥厚、振戦、多毛
タクロリムス	◎	◎	◎	◎	○		振戦
ステロイド		◎	◎	◎			骨粗鬆 胃潰瘍
アザチオプリン					○		骨髄抑制
エベロリムス						◎	口内炎

2 免疫抑制薬の副作用は？

免疫抑制薬の副作用を示す（**表6-9**）。ステロイドは種々の副作用を起こし、骨粗鬆などインプラント治療に特に注意が必要である（第3章参照）。

シクロスポリンは歯肉の肥厚を引き起こす。また、mTOR阻害薬のエベロリムスは、口腔粘膜炎を起こすため注意が必要である。

5：がん化学療法（免疫抑制薬使用を含む）の歯科治療時の注意点は？

1 がん化学療法開始後の免疫系の変化

化学療法中、患者免疫系は著しく障害を受ける。抗菌薬や鎮痛薬の処方も含め、インプラント治療を含むいかなる歯科治療も免疫抑制状態の患者に影響を与える。

2 がん化学療法前の歯科治療

がん化学療法が予定されている場合、主治医との対診において、歯科治療の可否について問い合わせを行う。**インプラント埋入は禁忌であり、完全な治癒が得られてから再度治療を検討する**。患者には、抗がん剤による口腔粘膜炎により、摂食困難になる可能性を十分に説明する。また、**抗がん剤治療開始前に予防的口腔ケアと歯周病**

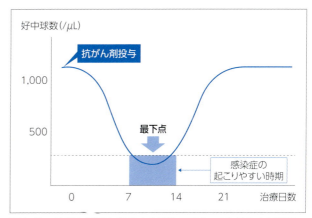

図6-7 抗がん剤投与後の白血球数の変化。（文献1より引用・改変）

治療を行っておく。インプラントの撤去が必要な場合は開始前に行っておく。

3 がん化学療法中の歯科治療の原則

図6-7に抗がん剤投与後の白血球数の変化を示す。抗がん剤投与開始から、7〜14日ごろに白血球数が減少する。これは**図6-2**に示した口腔粘膜炎の発症する時期とほぼ一致する。また骨髄抑制によって造血系の異常により、白血球や血小板が急激な減少を示す。したがって、後出血や感染には十分に気をつけなければならない。口腔粘膜炎が悪化し、摂食困難になり全身状態が悪化すると重篤な状態となり、場合によっては死に至る。

したがって、がん化学療法中の患者において、どうしても歯科治療を行う必要がある時には、次の事項を十分考慮する必要がある。
・軟組織に優しい処置を行う（粘膜に損傷を可及的に与えない）。
・血小板数が十分にある（4～5万/μL以上）。
・白血球数が十分にある（白血球数2,000/μL以上、好中球であれば1,000/μL以上）。

4　化学療法中の抜歯は可能か？

　免疫系が著しい障害を受けている時期での抜歯は術後の感染を惹起し、敗血症をはじめ重篤な全身感染症を惹起する可能性がある。したがって、抜歯は極力避けるべきである。しかし、動揺歯の存在や、疼痛によって口腔内環境が悪化している場合には、むしろ抜歯を行うことで、口腔清掃を行うことにより口腔内環境を改善し、口腔粘膜炎の重篤化を防ぐこともあり得る。抜歯に際しては次のことを考慮する。
・通常、化学療法開始の少なくとも5日（上顎）ないし7日（下顎）前に行うのが原則である。
・最小限の侵襲で抜歯を行う。
・抜歯創部の鋭縁な歯槽骨はトリミングを行う。
・原則として、創は一次閉鎖する。
・抜歯後に創部被覆剤は使用しない（細菌培地となる）。
・血小板5万/μL以下では輸血が必要。
・白血球は2,000/μL（好中球数1,000/μL）以下、もしくは10日以内にこれと同じレベルまで下がるならば、抜歯を延期する。そのかわり、どうしても抜歯する場合には予防的抗菌薬投与を行う。
・インプラント撤去などインプラントに関する外科処置は、抜歯に準拠して行う。

5　化学療法後の歯科治療は？

　白血球数が回復する3～4週後は、抗がん剤の影響が少なくなり、保存的な治療は可能になる。しかし、血小板は4万/μL以下の場合、インプラント撤去など観血的な処置は避ける。

6　インプラントの撤去は必要か？

　インプラント義歯を使用している患者で、がん化学療法が予定されている場合、どのように対応すべきであろうか。前述のようにがん化学療法にともなう誘発事象において、口腔粘膜炎の発症はかなりの高頻度で起き、しかも重篤化する。インプラントのメインテナンスも困難になる場合が多い。また、インプラント周囲炎が存在する場合には、顎骨周囲炎や蜂窩織炎など深部への炎症の波及も懸念される。したがって、がん化学療法の開始前に、インプラントに対する対処が求められる。
　対策としては3つに要約される。
①インプラント体の撤去またはスリーピング。
②上部構造の撤去あるいは改造。
③インプラント体、上部構造いずれも撤去せず、口腔ケアによるメインテナンスを行う。

1　どんな場合にインプラント撤去が必要か？

　インプラント体を撤去すべきかどうかは、患者の年齢、全身状態、がん治療後の予後、介護状況、通院が可能か不可能かといった項目以外にもインプラントの補綴の形状、大きさ、インプラント周囲炎の状況などによって決定される。
　全顎にわたり大きな補綴物が入っており、慢性的にインプラント周囲炎があり、治療後は要介護状態になるような患者では、上部構造の撤去・改造は必須であり、場合によってはスリーピング、あるいは侵襲を考慮しつつ、インプラント体の撤去も考える。逆に年齢が若く、1歯欠損であり、口腔ケアなどメインテナンスが行えるような補綴物で、患者の予後も良好と考えられる場合には、インプラント体や上部構造の撤去は行わなくてもよい。

2　インプラント撤去の実際

　上述のように、がん化学療法や免疫抑制薬による治療を受ける予定の患者は治療開始前にインプラント撤去を行っておく。撤去の方法には、
①トレフィンバーを用いる場合
②Fixture Remover Kit®（Neo Biotech社製、フォレスト・ワン社より販売）などの専用ツールを用いる場合がある（図6-8、9）。

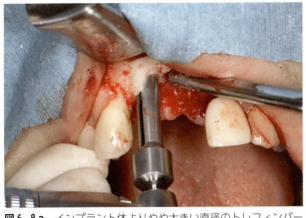

図6-8a インプラント体よりやや大きい直径のトレフィンバーを選択し、ドリリングすることにより、周囲の骨とともに撤去する。

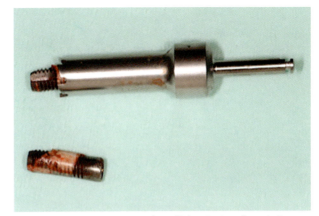

図6-8b 用いたトレフィンバーと撤去したインプラント体。

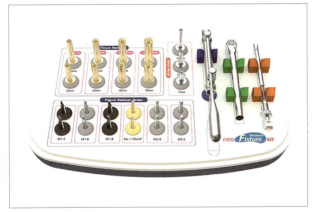

図6-9a インプラント体撤去専用のツール：Fixture Remover Kit®（Neo Biotech社製、販売：フォレスト・ワン社）。

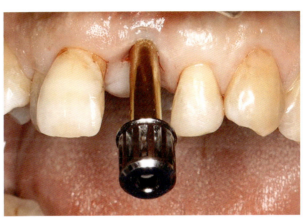

図6-9b フィクスチャーリムーバーを締め付けると先端がインプラント体の上部にしっかり食い込む。

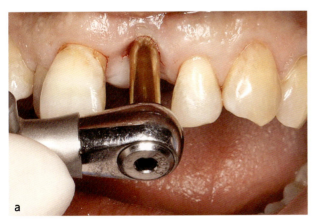
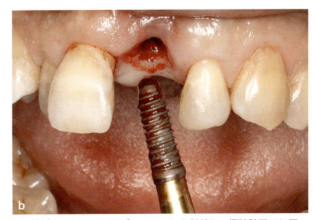

図6-10a、b トルクレンチを用い、反時計回りに回転させると、インプラント体がオッセオインテグレーションを破壊し、反時計回りに回って抜ける仕組みである。トルクレンチは最大400Ncmまで対応するので、ほとんどのインプラントの撤去が可能である。（症例提供：大阪府開業：りゅうぼく歯科医院　鳥潟隆睦先生）

>> がん化学療法患者

第6章のまとめ

がん化学療法患者のインプラント治療、口腔外科治療とメインテナンスのポイント

- ☑ 抗がん剤による治療ではすべてのがんの40％に、口腔領域に照射野が入る放射線治療もしくは放射線化学療法の頭頸部がん患者の100％に口腔合併症が生じ、その半分は口腔粘膜炎である。
- ☑ がん化学療法を予定している患者で歯科治療が必要な場合には、がん治療の2週間前までに治療を済ませておく。
- ☑ がん化学療法が予定されている場合、インプラント埋入は禁忌であり、完全な治癒が得られてから再度治療を検討する。
- ☑ がん化学療法開始前に予防的口腔ケアと歯周治療を行っておく。インプラントの撤去が必要な場合は開始前に行う。

外科侵襲を考えると、専用ツールを用いるのが望ましい。除去後は一次閉鎖を行う。

6：おわりに

超高齢社会を迎え、インプラントを有する要介護高齢者はますます増加している。がん化学療法や免疫抑制薬により、がんや難治性疾患の治療は進歩し、外来通院での治療が可能になりつつある。それとともにこれらの治療にともなう口腔粘膜炎などの口腔内の有害事象はますます増加する可能性があり、インプラント治療を行う歯科医師は、インプラントを行う患者がいずれは抗がん剤の治療を受ける可能性を考慮しておかなければならない。

同時にこれらの治療に用いられるさまざまな薬剤と有害事象としての口腔粘膜炎などの発生機序ついての知識を持つとともに、その際の対処法を考慮しておく必要がある。

参考文献

1. 独立行政法人国立がん研究センター．全国共通がん医科歯科連携講習会テキスト（第一版）．平成24年度厚生労働省委託事業，2012.
2. Sonis ST. A biological approach to mucositis. J Support Oncol 2004；2(1)：21-36.
3. Pilotte AP, Hohos MB, Polson KM, Huftalen TM, Treister N. Managing stomatitis in patients treated with Mammalian target of rapamycin inhibitors. Clin J Oncol Nurs 2011；15(5)：E83-89.
4. de Oliveira MA, Martins E Martins F, Wang Q, Sonis S, Demetri G, George S, Butrynski J, Treister NS. Clinical presentation and management of mTOR inhibitor-associated stomatitis. Oral Oncol 2011；47(10)：998-1003.
5. Eilers J, Million R. Clinical update: prevention and management of oral mucositis in patients with cancer. Semin Oncol Nurs 2011；27(4)：e1-16.
6. De Siena F, Francetti L, Corbella S, Taschieri S, Del Fabbro M. Topical application of 1% chlorhexidine gel versus 0.2% mouthwash in the treatment of peri-implant mucositis. An observational study. Int J Dent Hyg 2013；11(1)：41-47.
7. 厚生労働省．重篤副作用疾患別マニュアル．抗がん剤による口内炎，2009.
8. 友安弓子，宮脇卓也．インプラント治療後に服用を開始したら注意すべき薬．In：窪木拓男，菊谷 武（編著）．インプラント治療後に服用を開始した注意すべき薬．65歳以上の患者へのインプラント治療・管理ガイド．東京：ヒョーロンパブリッシャーズ，2014；117-123.

第7章

虚血性心疾患患者

1：はじめに

　抜歯、インプラントを含む歯科治療は多かれ少なかれ、痛みや不快感をともなうため、患者に加わるストレスはかなり大きい。循環器疾患患者の中でも特に心筋梗塞、狭心症、うっ血性心不全などは歯科治療によるストレスが重篤な偶発症を誘発する可能性があるため、術前より主治医の十分な対診が不可欠であるとともに、術中、術後の全身管理が必要となる。

　本章では、虚血性心疾患患者における歯科治療の注意点と周術期管理について学ぶ。

2：虚血性心疾患とは？

1　心臓の形態と機能

　成人の心臓はおおよそ手拳の大きさで、その重量は250〜290gである。左右の心房および心室の4つの室と4つの弁で2系統のポンプ機能を形成している。血液は心臓のポンプ機能により左心室から大動脈に送り出されて末梢臓器に達し、毛細血管を通った後、大静脈に集まり右心房に戻る。この経路を体循環（大循環）と呼ぶ。右心房に戻った血液は、右心房から右心室に送られ、右心室から肺動脈に送り出される。その後肺、肺静脈を経て左心房に戻る。この経路を肺循環（小循環）と呼ぶ（図7-1）。心臓は1日に10万回も収縮・拡張を繰り返し、全身に血液を送り出すポンプの役割をしている。

2　いまさら聞けない、虚血性心疾患って何？

　心臓の収縮・拡張を行う心筋に酸素や栄養を含む血液を送り込んでいるのは、心臓の周りを通っている冠動脈という血管である。**虚血性心疾患とは冠動脈が動脈硬化などの原因で狭くなったり、閉塞したりして心筋に血流がいかなくなること（心筋虚血）で起きる疾患のことである。**

　動脈硬化は、老化によって血管が硬くなったり、脂肪の固まり（プラーク）が血管壁に溜まり、壁の一部が盛り上がり、血管の内腔が狭くなっている状態のことである。**動脈硬化のために血流が悪くなり、心筋に必要な血液が不足して相対的虚血状態になり、臨床的に胸痛が現れるのが狭心症である**（図7-2a）。

　さらに動脈硬化が進み、何らかの原因で血管内のプラークが破れて**冠動脈の血管内に血栓ができ、完全に詰まって心筋に血液がいかなくなり、壊死に陥った状況が心筋梗塞である**（図7-2b）。

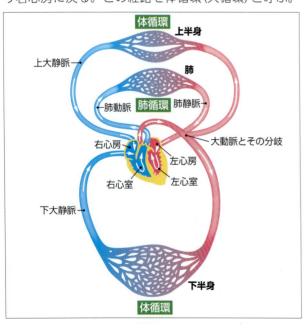

図7-1　体循環と肺循環。体循環は心臓の左心室が中心となる循環路で、全身の組織に酸素を送る。肺循環は右心室を起点とする循環路で、酸素を取り組み、二酸化炭素を排出する。

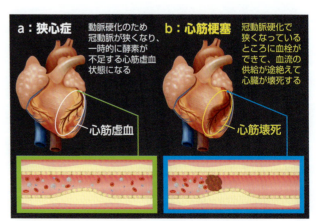

図7-2　狭心症と心筋梗塞の違い。狭心症（**a**）は動脈硬化のために冠動脈が狭くなり、一時的に酸素が不足し虚血になることで胸痛が現れる。一方心筋梗塞（**b**）は狭くなったところに血栓ができ、血流が途絶えて心臓が壊死する。

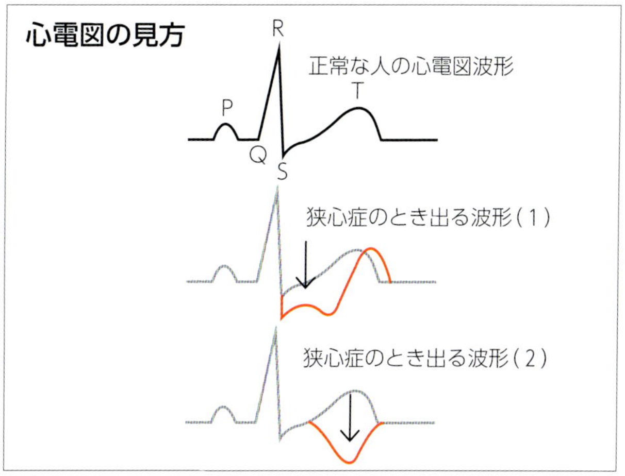

図7-3 狭心症の心電図波形。心電図のST部分が基線よりも下方に変異する場合をST低下と呼び、その波形により、水平型（1）、下向型（2）という。いずれも労作型狭心症に見られる変化である。

心電図の見方
正常な人の心電図波形
狭心症のとき出る波形（1）
狭心症のとき出る波形（2）

3　虚血性心疾患の診断は？

診断は、①狭心症、心筋梗塞などの臨床症状、②心筋虚血の存在の確認、③冠動脈に動脈硬化性病変があるかどうかを確かめるという手順で行われる。

1 心電図検査

心筋虚血の証明のためにもっとも簡便で確実な検査である（**図7-3**）。狭心症の場合は症状が収まると変化が診られないので、24時間ホルター心電図検査が用いられる。その他運動によって心筋虚血を誘発する試験として、運動負荷心電図検査や薬物負荷誘発試験も用いられることがある。

2 画像診断

冠動脈検査のためのCTや核磁気共鳴MRI検査、心筋の収縮力の低下を検出するための超音波エコー検査やアイソトープを用いた心筋シンチグラム検査などがある。

3 血液検査

心筋梗塞の場合、壊死した心筋から細胞内の成分が血液中に逸出する。これらの血液マーカーとしては、クレアチニンキナーゼCK、AST、ALTや心筋トロポニン、ミオグロビンなどがある。また心不全の徴候を示す病状経過があれば、BNP（brain natriuretic peptide：脳性ナトリウム利尿ペプチド）の時系列での変化を見る（後述）。

4 冠動脈検査

冠動脈カテーテル造影検査がゴールデンスタンダードとして知られている。カテーテルを足の付け根や肘の動脈から冠動脈まで進め、造影剤を流して流れる映像から冠動脈内腔の狭窄部位やその程度を調べるものである。

3：狭心症とは？

1 臨床症状

・代表的な症状は、"狭心痛"である。"狭心痛"とは圧迫感、灼熱感、重圧感などの訴えの総称である。患者は胸が重苦しいと感じたり、圧迫される、締め付けられる、息が詰まる、焼けつくようなといった表現をする。部位は前胸部、胸骨後面などだが、下顎や歯、左肩、左腕首に放散痛がみられることもある。また心窩部痛や胃部不快感と表現することもあり、さまざまな訴えがある。したがって、「胃が痛い」、「背中が痛い」、あるいは歯痛といった場合でも狭心症の可能性は否定できない。

・持続時間は数分程度であり、長くても15～20分である。30分以上持続する場合には他の疾患（急性冠症候群）を疑う。

・**ニトログリセリンの舌下投与で症状が軽快する。**

・発作は通常労作（＝運動）によって起こるが、怒り、恐怖、不安などの情動変化によっても誘発される。

▶▶ 虚血性心疾患患者

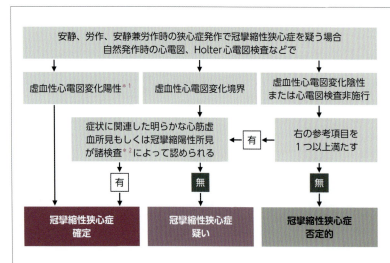

図7-4　冠攣縮型性狭心症の診断アルゴリズム。(文献2より引用・改変)

2　分類

　病状により、安定狭心症、不安定狭心症に、発生状況によって労作性狭心症に、発生原因によって冠動脈硬化性攣縮性、冠攣縮性／異型狭心症に分類される。

1　労作性狭心症

　階段を昇ったり、力仕事をするとき(労作)には、心臓から体内に血液をたくさん送り出す必要があり、心筋の働きも増加する。この時冠動脈に狭窄があると、心筋への十分な血液供給ができなくなる。こうして起きるのが労作性狭心症である。症状は労作の中止、ニトロ製剤の舌下投与ですみやかに消失する。発作時や運動負荷時の心電図では一過性の虚血性ST下降を認める（図7-3）。

2　安静時狭心症

　「夜就寝中、ことに明け方、胸が苦しく押さえつけられるようになる」という発作の場合を、安静にして起こるために"安静時狭心症"という。痛みの性質や部位などは労作性狭心症の場合と同じである。多くの場合、冠動脈が一過性に痙攣を起こして収縮することによる狭心症で、後述する冠攣縮性狭心症に含まれる。

3　不安定狭心症

　「狭心症発作が次第に頻回に起こるようになり、労作時ばかりでなく、安静にしていても起こる」という場合、不安定狭心症という。急性冠症候群ともいう。心筋梗塞に移行する危険性が高い。

4　冠攣縮性狭心症

・心臓の表面を走行する比較的太い血管が一過性に異常に収縮し冠血流を低下させ、心筋虚血を惹起する病態で、狭心症発作時のST上昇を特徴とする異型狭心症も一病型と考えられている[1]。**日本人の発症率が高く、不安定狭心症、急性心筋梗塞、虚血性心臓突然死として統括される急性冠症候群の発症に関与するきわめて重要な疾患である。図7-4**のアルゴリズムで診断される。

・先行する血圧上昇、心拍数の増加による心筋酸素需要量の増大をともなうとは限らない点で労作性狭心症と区別される。

3　狭心症の診断は？

　上述のように、症状、心電図、血液検査などから診断

表7-1 代表的な硝酸薬

	一般名	商品名	剤形
硝酸薬	ニトログリセリン	ニトロペン（舌下錠）〈日本化薬〉	
	硝酸イソソルビド	ニトロール（スプレー）〈エーザイ〉	
		フランドル（テープ）〈アステラス製薬〉	
	ニコランジル	シグマート〈中外製薬〉	

するが、狭心症と心筋梗塞との症状の違いは、症状の続く時間にある。**狭心症の症状は長くても15分ぐらいまでで、急性の心筋梗塞は普通30分以上、前胸部に強い痛みや締め付け感、圧迫感が続き、痛みのために恐怖感や不安感をともなう。**労作性狭心症では階段を昇ったり、力仕事にともなうものであり、冠攣縮性狭心症とは容易に区別できる。冠攣縮性狭心症の診断のアルゴリズムを**図7-4**に示す。冠攣縮性狭心症は、ニトログリセリンによりすみやかに消失する狭心症発作で、図の①から④の項目のうち1つがあれば診断される（**図7-4**）[2]。

4 狭心症の治療

狭心症の治療の目的は、①狭心症症状の発現を抑え、QOLを改善させること、②狭心症から心筋梗塞への移行を予防し、生命予後を改善させることの2つである。治療法としては1）薬物療法、2）根本的な治療法として、経皮的冠動脈インターベンション（PCI）や冠動脈バイパス術（CABG）がある。

1 薬物療法

①硝酸薬（表7-1）

発作時には舌下あるいは口腔内噴霧（スプレー製薬）として用いる。ニトログリセリンと硝酸イソソルビドがある。口腔粘膜からすみやかに吸収され、静脈を経て冠動脈を拡張し、冠血流を増加させ、さらに心内膜側の血流分布を改善する。全身の末梢血管を拡張し、静脈還流を減少させて心仕事量を減少させ、心筋酸素需要を低下させて胸痛を消失させる。予防に適用するものとして、ニトログリセリン、硝酸イソソルビド、ジルチアゼム、ニコランジルなどである。ニコランジルは選択的な冠動脈拡張作用と抗冠攣縮作用を有し、血行動態（血圧、心拍数、心機能）への影響が少ない。

②β遮断薬（表7-2）

交感神経β受容体をブロックし、労作時の心拍数上昇、心収縮力増大などを抑制し、心仕事量を減少させることによって抗狭心症作用を発揮する。

109

▶▶ 虚血性心疾患患者

表 7-2 代表的なβ遮断薬

	一般名	商品名	剤形
β遮断薬	プロプラノロール（β1+β2）	インデラル〈アストラゼネカ〉	
	アテノロール（β1）	テノーミン〈アストラゼネカ〉	
	アセブトロール塩酸塩（β1）	アセタノール〈サノフィ〉	
	メトプロロール酒石酸塩（β1）	セロケン〈アストラゼネカ〉	

表 7-3 代表的なCa拮抗薬

	一般名	商品名	剤形
Ca拮抗薬	ニフェジピン	アダラート〈バイエル薬品〉	
		アダラートL（徐放剤）〈バイエル薬品〉	
	ジルチアゼム	ヘルベッサー〈田辺三菱製薬〉	
	ベラパミル	ワソラン〈エーザイ〉	

③Ca拮抗薬（表 7-3）

　冠拡張作用と末梢血管拡張による前・後負荷の軽減による。冠攣縮性狭心症のほとんどはCa拮抗薬でコントロールが可能であり、なくてはならない薬の一つである。

④抗血小板薬・抗凝固薬（表 7-4）

　抗血小板薬そのものは抗狭心症薬としての作用は期待できないが、抗血小板薬投与を行うことにより、重篤な心血管イベントを減少させることから、禁忌がない限りアスピリンを75〜325mg/日で使用すべきであることがガイドラインに明記されている[3,4]。

表7-4　代表的な抗血小板薬

	一般名	商品名	剤形
抗血小板薬	サリチル酸	バイエルアスピリン〈佐藤製薬〉	
	チクロピジン	パナルジン〈サノフィ〉	

表7-5　狭心症の重症度分類（カナダ心臓血管協会（CCS）の分類）

重症度	発作を引き起こす運動量
Class I	日常身体活動では狭心症が起こらないもの。たとえば歩行、階段を昇るなど。しかし激しい急激な長時間にわたる仕事やレクレーションでは狭心症が起こる。
Class II	日常生活にわずかに制限のあるもの。早足歩行や急いで階段を昇る、坂道を昇る、食後や寒冷時、風が吹いているとき、感情的にストレスを受けたとき、または起床後数時間以内に歩いたり階段を昇ったときに狭心症が起こるもの。
Class III	日常生活に明らかに制限のあるもの。1〜2ブロック（50〜100m）の平地歩行や自分のペースで階段を昇っても狭心症が起こるもの。
Class IV	不快感なしに日常生活ができず、安静時にも狭心症状があると思われるもの。

5　狭心症患者における歯科治療

1 狭心症患者の問診の取り方
①胸部圧迫感、胸痛、呼吸困難、動悸の有無を調べる。
②狭心症以外に心臓の仕事量の増加をきたす疾患（高血圧、心臓弁膜症、貧血、甲状腺機能亢進症など）や糖尿病（冠動脈硬化が現れやすい）の有無を調べ、それらの病歴、現症について詳しく調べる。

2 狭心症発作の要因を調べる
①狭心症の重症度分類
　表7-5にカナダ心臓血管協会（CCS）の狭心症の重症度分類[5]を示す。動脈硬化の状態が進行すれば、少しの運動量でも心筋虚血が起こる。したがって、どの程度の運動量で発作が起こるかを調べることにより、重症度が判定できる。

②狭心症の分類
　発生状況により、労作性狭心症なのか、安静時狭心症なのかを分類する。もっとも重要なのは冠攣縮性狭心症かどうかであり、上記診断基準により冠攣縮性狭心症かどうかの診断を得る。**労作性狭心症であれば、ストレスを回避して、オフィスレベルでの歯科治療は可能と考える。一方冠攣縮性狭心症はいつ何時重篤な症状が出るかわからないので、後述のようにニコランジル持続静注投与等によるきわめて慎重な周術期循環管理が必要である。**
③歯科治療に対する患者の不安度の評価
　歯科治療における発作の誘発は、労作以外に、心理的要因が大きい。いわゆる"こわがり"の患者は、精神的なストレスにより心臓の受ける負担は想像以上に大きい。患者が"こわがり"の場合は、特に注意が必要である。

▶▶ 虚血性心疾患患者

④発作を誘発する労作量、発作の頻度、持続時間、痛みの放散範囲を評価する。
- 発作を誘発する労作量が少ないほど、発作の頻度が多いほど、また持続時間が長いほど狭心症は重度であり、歯科治療中の発作の危険性が高くなる。
- これらのパラメーターがほぼ一定しているのが安定狭心症であり、パラメーターの変化(労作量の低下、発作の頻度や持続時間の増加)は症状の悪化を示し、不安定狭心症と考えられ、心筋梗塞へ移行しつつあると考える。

⑤発作時のニトログリセリンの効果
ニトログリセリンの舌下投与後多くは1～2分で収まるが、発作時ニトログリセリンが何錠必要なのか、舌下投与後何分くらいで発作が収まるのかを確かめておく。

③ 局所麻酔薬の選択

①血管収縮薬(エピネフリン)の作用
- 歯科用局所麻酔薬は、その麻酔効果や止血効果の面から、あらかじめ血管収縮薬が添加されたカートリッジ式が主流である。血管収縮薬を添加することにより、注射部位の末梢血管が収縮し、局所麻酔薬が血中に吸収されにくくなり、麻酔効果が増強し、持続時間も延長する。少ない使用量で麻酔効果が出るため中毒を予防することもでき、出血も減少させるという利点がある。実際、1％リドカインにエピネフリンを併用すると2％リドカインに匹敵する効果がある。
- エピネフリンはカテコラミンの一種で、α作用により血管平滑筋を収縮させ、血圧を上昇させる。またβ作用により心収縮力を増大させ、心拍数を増加させる。さらには冠動脈拡張作用、血糖上昇作用、気管支拡張作用などがある。
- 特に冠攣縮性狭心症の場合、エピネフリンはβ1受容体を介する陽性変力作用(心拍数増加)、α1受容体を介する冠動脈攣縮、末梢血管抵抗増大による血圧上昇、心筋酸素供給量の増加などをきたす可能性からエピネフリンを控えるべきである。**アドレナリンは主に細動脈、フェリプレシンは静脈血管を収縮するという薬理作用があり、心循環系に悪影響を与えない許容量の範囲で使い分けることが重要である。**

②内因性エピネフリン
患者の恐怖心、不安、痛みなどのストレスにより、生体では内因性のエピネフリンが分泌される。十分な無痛が得られなかったり、手術時間が長びいたりすれば、ストレスにより分泌されるエピネフリンの量は局所麻酔薬中に含まれる量とは比較にならないほど大量であり、循環動態に影響を及ぼすことになる。したがって、ストレスを抑えることがエピネフリンの分泌には重要である。

③エピネフリンの使用量と注意点
- 健常者に対するエピネフリンの適応量は40μgで、循環器疾患やβ遮断薬を服用している患者は20μgとされる。80,000分の1エピネフリン添加リドカイン歯科用局所麻酔剤には、エピネフリンが13.7μg/ml含まれているので、**健常者には約2.9ml、エピネフリン使用制限のある患者は1.4mlまで使用可能となる。**
- ちなみに添付文書には「成人の浸潤麻酔・伝達麻酔には0.3～1.8ml、**口腔外科領域の麻酔には3～5mlを使用する**」となっている。**循環器疾患をもっている患者で、NYHA 2期(心不全の項(第9章)参照、表9-2)では約1.5本、NYHA 3度では約1.0本を使用量の目安にする。**

④循環器疾患を持つ患者の局所麻酔薬の選択
- 高血圧症、虚血性心疾患の患者の局所麻酔薬で、上記のようにエピネフリン添加リドカインの使用に問題がある患者では、血管収縮薬としてフェリプレシン(オクタプレシン)を含有するシタネストを用いるほうがより安全である。麻酔効果はやや弱いが、局所麻酔薬の量が多くなってもオクタプレシンによる心臓への作用が非常に弱いので、重症な循環器疾患患者にも使用できる。
- ただし、血管収縮作用は弱いので、術中の出血に注意する必要がある。
- 循環器疾患をもつ患者の局所麻酔薬の使い方の目安を**表7-6**に示す。循環器疾患の重症度が中等度の場合は、シタネスト-オクタプレシンで十分麻酔させた後、血管収縮の目的でエピネフリン-リドカインを1/2程度追加する。エピネフリン使用禁忌の患者ではシタネスト-オクタプレシンを用いる(**表7-6**)。

表 7-6 循環器疾患の重症度別局所麻酔の使い方

循環器疾患の重症度	使用する局所麻酔薬
軽度	Ad(+)・Xyl
中等度	Oct(+)・Cyt＋Ad(+)・Xyl（NYHA Ⅲ度でAd(+)・Xyl 1本、またはOct(+)・Cytで浸潤後、Ad(+)・Xyl 1/2本程度
重症（エピネフリン禁忌）	Oct(+)・Cytのみにする

Ad(+)・Xyl：80,000分の1エピネフリン添加リドカイン、Oct(+)・Cyt：シタネスト－オクタプレシン。

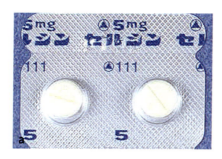 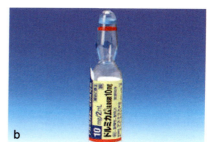

図7-5 a、b　a：セルシン錠(5 mg)（武田テバ薬品社）、b：ドルミカム注射液(10mg)（丸石製薬社）。

4 患者のストレスを軽減するには？

①薬物による鎮静

(i) 笑気吸入鎮静法

笑気吸入は静脈内鎮静法に比べて覚醒に要する時間が短く、鎮静効果によって内因性カテコラミンの分泌を抑制するので有効である。

(ii) マイナートランキライザーの経口投与

治療1時間前に、緩和精神安定薬であるジアゼパム（Dizazepam＝セルシン）を2〜5 mg経口投与する（**図7-5a**）。

(iii) 静脈内鎮静法

静脈内に緩和精神安定薬や麻酔薬を投与して鎮静を図る方法で、笑気吸入鎮静法に比べると鎮静度は深く、持続する。緩和精神安定薬ミダゾラム（**図7-5b**）、静脈麻酔薬プロポフォールを用いる。

②心理的アプローチ

患者に対し、優しくて丁寧な対応をとり、患者の不安を取り除き、信頼関係を築くことが何よりも大切である。診療室は落ち着いた雰囲気にし、また待ち時間にリラックスしてもらうため、BGMは効果的である。

5 治療時間の設定

①狭心症の発作は午前中の早い時間帯に起こりやすい。
したがって、頻回の発作が起きる患者では、治療時間は午後に設定する。

②侵襲の少ない簡単な充填などの処置から始め、ストレスの強い抜歯やインプラント埋入などは慣れてから行う。

③治療時間はできるだけ30分以内に収める。

④多くの治療が必要な場合は何回かに分ける。

⑤どうしても長い治療時間が必要な場合は、静脈内鎮静法を考慮する。

6 歯科治療中のモニター設置

・虚血性心疾患を持つ患者では、歯科治療によるストレス、特に緊張や痛みで循環動態に変動をきたしやすい。生体情報モニター（**図7-6**）を設置し、術中の全身状態を把握すべきである。モニターで、心電図、血圧、

▶▶ 虚血性心疾患患者

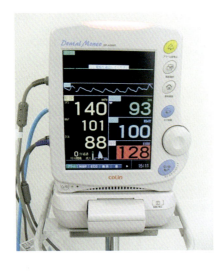

図7-6 生体情報モニター。心電図、非観血血圧、SpO₂、心拍数、脈拍数、RPP等が測定できる。

脈拍数、SpO₂(動脈血酸素飽和度)、RPP(Rate Pressure Product)を測定する。

・虚血性心疾患患者の血圧管理については、心のauto-regulation、すなわち自動血流調節機能(灌流圧の一定範囲で臓器血流量を一定に維持しようとする内因性機能):平均動脈圧;50~120mmHg(冠血管で血流量維持)から冠血流量を反映する平均動脈圧の過度の低下に陥らないように注意する。特に高血圧に対する過度の降圧を回避する必要がある。

・SpO₂は健康成人では99~98%で、94%以下では循環/呼吸状態のチェックが必要で、酸素吸入などの処置が必要となる。

7 歯科治療における硝酸薬(ニトログリセリン)の使用

硝酸薬(ニトログリセリン)は狭心症発作時にきわめて有効な薬である。頻回に発作を起こす患者の歯科治療においては、ニトログリセリンの投与を頭に入れておく必要がある。

①ニトログリセリンの予防投与は？

頻回に発作を起こす患者では歯科治療前に硝酸薬を予防投与することがある。

(i) ニトログリセリン舌下錠

歯科治療の3~5分前に舌下とする(**図7-7**)。1~3分で効果が出現し、約30分持続する。

(ii) フランドルテープ

歯科治療の2時間前皮膚に貼付する(**図7-8**)。胸部や上腕が良い。

②患者にニトログリセリンを持参してもらう

狭心症発作のある患者では、胸痛発現時に使用するように内科医から処方されている。患者に持参してもらい、発作が起きたときにすぐ投与できるように預かっておく。

③ニトログリセリンの常備

診療室の救急薬品セットの中に常備しておく。長期保存が可能なニトロペン舌下錠が良い。ニトロールスプレーも便利である。

8 歯科治療中に狭心症発作が起こったら？

次の順序で対応する。

①胸痛が起こったら、ただちに歯科治療を中止。
②水平位で治療していた場合は、治療椅子の背板を起こし、患者にとって楽な姿勢をとる。
③ニトログリセリンを舌下投与。最初の1錠を舌下投与し、3分経過しても胸痛が収まらない場合はもう1錠投与。さらに3分経っても収まらない場合はもう1錠投与。3錠投与しても効果がなければ心筋梗塞を疑い、医師の応援を仰ぐ。
④酸素吸入。ニトログリセリンを投与してからでないと効果はない。
⑤血圧の低下、不整脈のチェック。発作時血圧が急激に低下した場合は広範囲に心筋虚血が起こったことを示

RPPとは？

RPPは最高血圧×脈拍数で表され、心筋の酸素需要量(心仕事量)の状態を反映する指標である。歯科口腔外科での循環系パラメーターとして、高齢者や虚血性心疾患患者の心臓評価には欠かすことができない。リスク評価の目安としては、心筋虚血状況発現の可能性を踏まえれば、通常では14,000以上、虚血性心疾患などでは12,000以上が要注意で、術中は同レベル以下に管理するように血圧、脈拍をコントロールする必要がある(**表7-7**)。

表7-7　心筋酸素需要量のリスクとRPP

心筋酸素需要量のリスク	RPP
正常範囲	7,000〜12,000
虚血性心疾患患者	12,000以上
通常	14,000以上

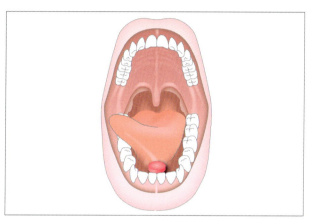

図7-7　舌下錠。舌の下に置き、そのまま溶解させる。

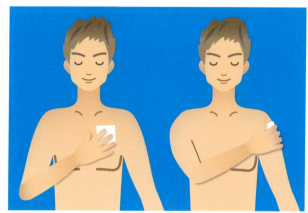

図7-8　フランドルテープの貼付。フランドルテープを経皮的に薬を吸収させて、血液を介して全身的効果を期待する。上胸部、上腕部などに貼付する。

し、重症な狭心症と考え、医師の応援を仰ぐ。

9 ニコランジル持続静注投与による周術期循環管理

前述のように、冠攣縮性狭心症は、攣縮が持続すると、心筋梗塞に進展することがあり、きわめて危険である。したがって、抜歯などの歯科治療の場合には厳重な周術期管理が必要で、一般の開業歯科での対応は難しい。総合病院口腔外科などでの管理が必要となる。

ここでは、東北大学病院顎口腔外科外来で行っているニコランジル持続静注投与（図7-9）による周術期循環管理を紹介する[6]。

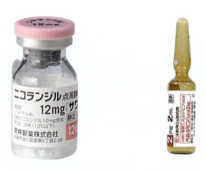

図7-9　ニコランジル点滴薬とニカルジピン注射薬。硝酸薬であるニコランジルを持続点滴静注用として用いる。Ca拮抗薬のニカルジピン（ペルジピン）を血圧のコントロールに用いる。

4：心筋梗塞とは？

1　心筋梗塞の病態は？

・冠動脈の梗塞は左冠動脈の前下行枝がもっとも起こりやすい（P117、図7-12）。心筋の広範な壊死により、心筋収縮機能の低下を引き起こし、心拍出量低下をきたす。左房から作室への血液流入が障害されると、肺うっ血・低酸素血症をきたし、心筋収縮機能をさらに低下させる。

・これらの心臓のポンプ機能の低下により末梢血管の還流圧が低下し、末梢組織での代謝障害が起こり、代謝性アシドーシスが起こる。

▶▶ 虚血性心疾患患者

ニコランジル持続静注投与による周術期循環管理

【症例の選択】
　冠攣縮性狭心症の診断を受けた症例および心筋虚血性の胸部症状を自覚した症例で、患者の精神的ストレス程度、全身合併疾患などの背景を考慮し、心筋虚血症状の発現を未然に防止する目的で症例を選択した。

【術前準備および投与方法（表7-8）】
①患者には歯科用ユニット上でSemi-Fowler Position（半座位）を取らせる。
②生体情報モニターにて、II/CM5誘導心電図、非観血的動脈圧、経皮的動脈血酸素飽和度の測定を行う。
③鼻カニューレによる酸素投与（2〜3L/min）を行う。
④静脈路を確保し、生理食塩水にニコランジル（図7-9）を1mg/mlになるようにシリンジポンプにて調節し、持続静注投与とする。通常成人で2〜6mg/hが適量とされる（図7-10）。
⑤血管収縮薬にはフェリプレシンを使用する。
⑥症例によっては血圧コントロールとしてCa拮抗薬のニカルジピンの持続静注を併用する。

【周術期管理の実際】
①ニコランジル投与中の血圧は平均130/73（分布：98-158/50-88）mmHg、心拍数の平均は72（分布 56〜89）回/分で、ニコランジルの0.5〜3mg/hrの持続投与により、循環動態は安定し、ニカルジピン0.5〜3μg/kg.minの持続投与により、適切な血圧管理が可能であった（**表7-9**）。
②術中を通じ、散発性の上室性/心室性期外収縮、術前検査でみられていた心房細動、右脚/左脚ブロックの心電図所見を認めた症例もあったが、他の心電図変化はなく、他の治療の必要はなかった。
③周術期に心筋虚血症状の徴候、ST-T所見の増悪などの心電図変化はなく、術野の止血対策を行い、処置を終了した。手術侵襲は抜歯1〜数歯程度であった。処置時間、全身管理時間の平均（分布）はそれぞれ、28（8〜78分）、65（35〜139分）であった。
④ニカルジピンの持続投与で収縮期血圧、拡張期血圧、心拍数は術中、術後はきわめて安定していた。
⑤心筋酸素需要量を反映するRPPは、投与前、中、後でそれぞれ、10,040（分布：5,916〜14,490）、9,451（6,270〜13,430）、9,418（6,380〜12,546）と投与前、中、後では減少傾向を認めた（**図7-11**）。

2　症状は？

- 上述のように、狭心症の症状は長くても15分ぐらいまでで、急性の心筋梗塞は普通30分以上、前胸部に強い痛みや締め付け感、圧迫感が続き、痛みのために恐怖感、死への絶望感、強い不安感をともなう（図7-13）。
- 心筋梗塞は前胸部痛で始まる。胸骨中央部にえぐられるような痛み、重いものを載せられたような感じがあり、左顎、左肩、腕、胃部に放散することがある。"これまでに経験したことのないような激痛、あるいは胸部を万力でつかんだような痛み"と表現される。
- ニトログリセリンを用いても軽快しないことが多い。高齢者や糖尿病患者では、痛みを感じない場合があるので注意が必要である。
- 血圧は低下し、顔面蒼白・冷や汗がみられ、脈は触れ難く、ショック状態がみられる。
- 狭心症と心筋梗塞の臨床症状の相違を**表7-10**に示す。

表7-8　ニコランジル持続静注投与の術前準備と投与の実際

- Ⅱ/C45誘導心電図、非観血的脈圧、経皮的動脈血酸素飽和度のモニター装着
- 末梢静脈路確保、鼻カニューレによる酸素投与（2〜3L/min）
- 患者の診療体位を適宜Semi-Fowler Position（半座位）に維持（血圧/心拍数監視下）

- NRD投与開始後に行う局所麻酔時の血管収縮薬にフェリプレシンを使用
- 血圧、心拍数、心電図の監視下に、NRDの持続静注投与開始後を注意深く調整（シリンジポンプ使用）
- 血圧管理症例にはニカルジピン（NCP）の持続静注投与を併用
- 狭心症症状の有無、心電図の虚血性変化を注視し呼吸心拍監視
- 術中の血圧、心拍数に著変なし
- 術野の止血対策を周到に行い処置終了（1歯〜数歯の抜去術）

- NRD、NCPの投与終了後も循環動揺は安定

- 周術期を通じ心筋虚血の徴候などを認めず、術後の呼吸循環動態に著変なく経過

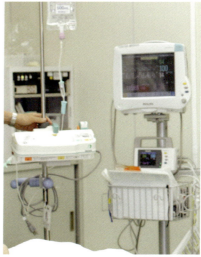

図7-10　シリンジポンプによる投薬の管理。注射用シリンジをポンプに装着し、微量の薬剤を正確な速度で持続的に投与する。

表7-9　ニコランジル（NRD）持続静注投与前後の血圧、脈拍数の変化

	血圧（収縮期血圧/拡張期血圧）(mmHg)	心拍数（回/分）
投与前	134/73 (97〜163/53〜97)	74 (55〜92)
投与中	130/73 (98〜158/50〜88)	72 (56〜89)
投与終了後	134/72 (103〜168/43〜92)	70 (52〜91)

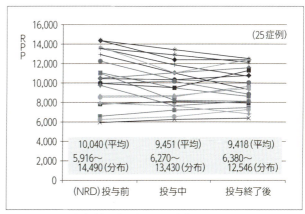

図7-11　NRD投与前・中・後のRPP変化。

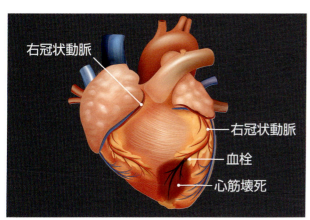

図7-12　心筋梗塞の好発部位。左冠動脈の前下行枝がもっとも起こりやすい。

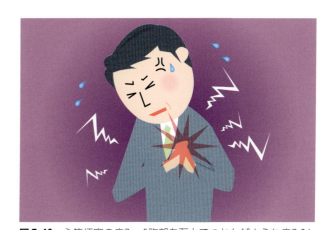

図7-13　心筋梗塞の痛み。"胸部を万力でつかんだような痛み"と表現される。

▶▶ 虚血性心疾患患者

表7-10 狭心症と心筋梗塞の臨床症状の違い

症状の場所	狭心症	心筋梗塞
胸痛の特徴	締め付けられるような息苦しさ、圧迫感がある痛み	締め付けられるような激しい痛み。不安感、重症感がある
発作の持続時間	1～5分程度で長くても30分以内	15分以上。数時間続くこともある
ニトログリセリンの効果	多くの場合著効	あまり効果がない

3 急性心筋梗塞の診断は？

・図7-14に急性心筋梗塞診断の検査のフローチャートを示す[6]。症状から心筋梗塞を疑ったら、心電図、血液検査、動脈血ガス、胸部X線撮影を行い、心筋梗塞が示唆されたら確定診断のために、生化学的心筋マーカーを測定し、冠動脈造影検査へと進む。

・〈生化学的心筋マーカー〉：図7-15に心筋梗塞にともなって上昇する生化学的心筋マーカーを示す。CKはもっとも一般的な生化学的マーカーで心筋梗塞診断に広く用いられている[6]。CKは心筋細胞膜の障害により血中に遊出し、心筋梗塞発症後4～8時間後に上昇する。心筋トロポニンは筋原線維の収縮調節蛋白の一つであり、心筋梗塞発症後3～6時間で上昇し、約2週間は検出可能であるため、発症後数日経て入院した場合でも急性心筋梗塞の診断が可能である。

・急性心筋梗塞のポイントとしては、30分以上続く胸痛、心電図で隣接する2誘導のST上昇（0.1mV以上）（図7-16）、およびCK（CK-MB）の上昇や、トロポニンTなどの生化学的心筋のマーカーの上昇（図7-15）があれば、心筋梗塞と診断される。

4 心筋梗塞の治療は？

・急性期は絶対安静が原則である。心筋に対する相対的・絶対的酸素供給不足が原因であり、安静にした酸素吸入を行う。急性期には心筋梗塞の病巣拡大を防ぐことが最大の目的となる。

・2時間以内の心筋梗塞の場合、積極的に閉塞した冠動脈の再灌流療法を行うことで、心筋の壊死範囲を縮小可能とされる。発症から24時間以内の症例では、再灌流療法を行う意義が高いとされる。カテーテル的治療（PTCA、PCI）（図7-17）か血栓溶解療法（PTCR）（図7-18）が選択される。

・外科的治療には別の血管を使って詰まった血管部位を回避する道を作る冠動脈バイパス術（図7-19）がある。

5 心筋梗塞の既往をもつ患者の問題点

心筋梗塞の既往のある患者では、次のような合併症に特に注意が必要である。

①狭心症発作

心筋梗塞治療後も狭心症発作が残る場合には、閉塞した原因枝以外の冠動脈の動脈硬化性変化が疑われ、再梗塞を起こしやすいので細心の注意が必要である。

②不整脈

心室性期外収縮が出現しやすい（図7-20）。

③心不全

梗塞を起こした冠動脈の分布領域からその部分の心室の収縮力の低下をきたし、心臓のポンプ機能の低下から心不全に至ることがある。

④脳梗塞

壊死に陥った心筋の内面には血栓が形成されやすく、その一部が剥がれて他の臓器の血管を閉塞し、塞栓症が生じることがある。心筋梗塞直後に塞栓による脳梗塞を起こしやすい。

⑤出血

心筋梗塞の再発予防として、抗血栓薬（抗凝固薬と血小板凝集抑制薬、詳しくは第2章参照）が投与されていることが多く、出血に注意が必要となる。

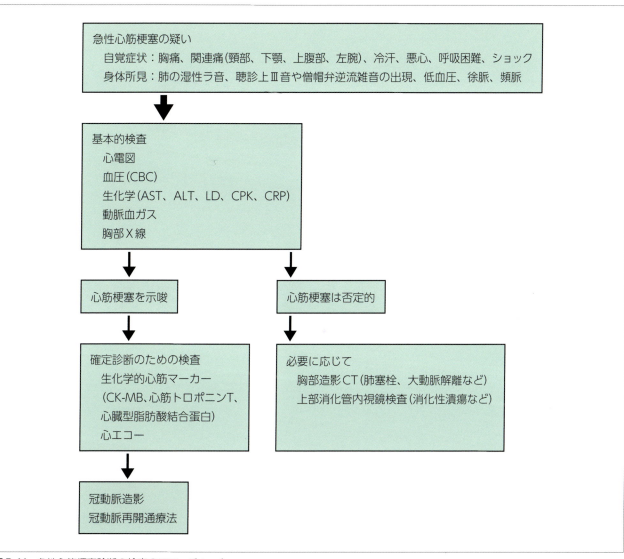

図7-14 急性心筋梗塞診断の検査のフローチャート。

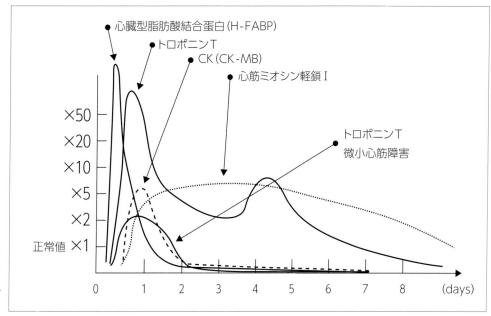

図7-15 生化学的心筋マーカー。

▶▶ 虚血性心疾患患者

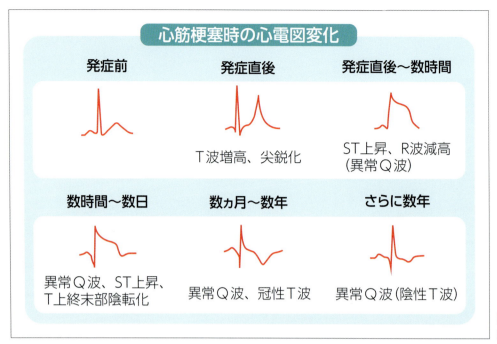

図7-16 心筋梗塞時の心電図変化（図7-3も参照）。

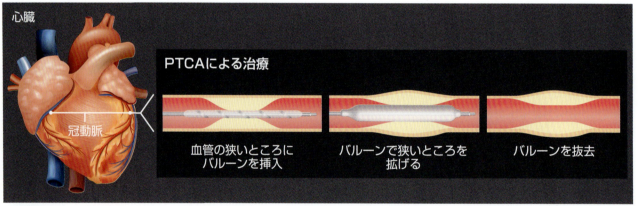

図7-17 PTCAによる治療。

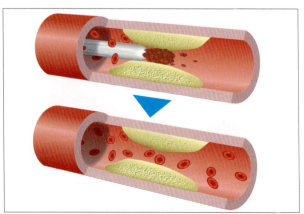

図7-18 血栓溶解療法（PTCR）。経皮経管的冠動脈血栓溶解療法。血栓のできた冠動脈にカテーテルを挿入し、閉塞した部位に血栓溶解剤を投与する。

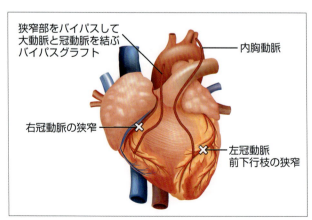

図7-19 冠動脈バイパス術。図は両側内胸動脈グラフトを使用したバイパス術を表したもの。

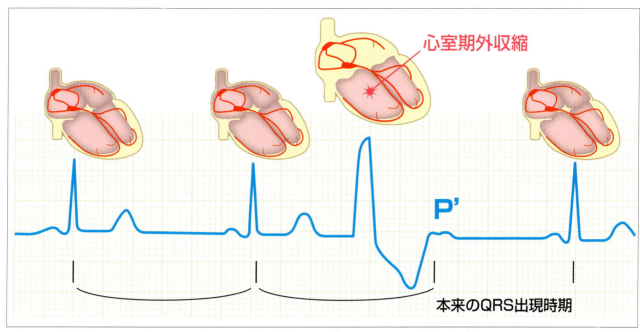

図7-20 心室性期外収縮。心電図では先行する心房波（P波）が認められず、幅の広い心室波（QRS波）が記録される。不整脈の原因としてもっとも頻度が高く、脈がとぶ感じ、脈の結滞、動いている時ないしは安静時に胸がドキドキする感じや息切れなどが症状として挙げられる。

6 心筋梗塞患者における歯科治療

心筋梗塞の現在の状態について、主治医と密接なコンタクトを取りつつ行うことが大前提である。これらの患者の歯科治療では、炎症の原因になっているような抜歯や切開・排膿のような緊急性の高い治療と、インプラント治療のようなQOLの向上を目指す治療なのかを十分に考慮する。

1 心筋梗塞患者の問診の取り方

・歯科治療で初めて心筋梗塞を起こす例は少なく、多くの場合は狭心症からの悪化によるものである。したがって、狭心症患者の場合は、不安定狭心症で心筋梗塞に移行しつつあるものかを見極めることが重要である。
・心筋梗塞発症後の患者においては、梗塞後どのぐらい経過しているか、どのような合併症があるか、どのような薬を服用しているかが重要である。

①狭心症患者の場合

発作のパターンの変化を聞く。発作の頻度や持続時間、強さが以前より増加したり、軽度の労作やストレスで発作が起きるような場合は、不安定狭心症に以降しつつあると考え、心筋梗塞を起こしやすいので細心の注意が必要である。

②心筋梗塞後の患者の場合

(i) 心筋梗塞後どのぐらい経過しているか？

どのぐらいの期間が経過しているかによって歯科治療のストレスによるリスクが異なる。初回心筋梗塞から受診までの期間と経過を正確に問診する。

(ii) 合併症は？

上述のように、心不全や狭心症発作、不整脈、さらに抗血栓薬療法による出血を考慮する。

(iii) 薬は？

抗血栓薬、降圧薬、抗狭心薬、強心薬などが投与されているので、その種類、投与量、投与時間などを聞く。

2 心筋梗塞患者の歯科治療はどうする？

①一般的な注意事項

(i) モニターの設置

治療中の血圧、脈拍、心電図を必ずモニターする。

(ii) 硝酸薬の予防投与

狭心症患者に準じ、ニトログリセリンを舌下投与する。

▶▶ 虚血性心疾患患者

> **第7章のまとめ**
>
> ## 虚血性心疾患患者に歯科治療を行う場合のポイント
>
> - ☑ 治療時間をできるだけ30分以内に収め、多くの治療が必要な場合は何回かに分ける。
> - ☑ 狭心症発作のある患者ではニトログリセリンを持参してもらう。必要に応じて歯科治療前にニトログリセリンを舌下投与する。
> - ☑ 治療中の血圧、脈拍、心電図を必ずモニターする。
> - ☑ 血管収縮薬(エピネフリン)の使用は極力注意する。
> - ☑ 心筋梗塞発作後の患者では一般開業医においては膿瘍切開などの小手術でも、発作後3ヵ月は待つ。緊急性がある場合には全身管理の可能な大学病院などに紹介する。
> - ☑ インプラントなどの緊急を要さない治療では6ヵ月経過したのちに行う。

(iii) 心不全のある患者
　座位での治療を心がける(心不全患者の章(第9章)を参照)。
(iv) 局所麻酔の使用を注意する(**表7-6**参照)。

②歯科治療の開始時期の設定

・心筋梗塞後、閉塞した冠動脈の側副路が形成され、壊死下梗塞部が修復されるのには約6ヵ月がかかるとされる。また心筋梗塞の再発率は、3ヵ月以内で30%、3〜6ヵ月で15%、6ヵ月以上で5%とされ、6ヵ月で再発率が低くなる。
・したがって、緊急を要さないインプラントの手術などは、6ヵ月経過してから行うべきである。
・緊急性のある歯の抜去や膿瘍切開の場合、どこまで許容されるべきかについては議論があるが、「**発症から30日経過すれば注意深い全身管理のもとで歯科治療は可能**」とガイドラインが変更になっている。したがって、どうしても必要な場合は全身管理の可能な大学病院などでの処置は可能と考える。**一般的には開業医での抜歯や小手術は緊急性がある場合でも3ヵ月は待つようにすべきである。**

③ストレスに対する配慮
　狭心症と同様に、苦痛をともなう歯科治療の場合には精神鎮静法やヒーリングミュージックなど音楽を流したりしてリラックスした環境を作り、精神的なストレスを極力回避するように配慮が必要である。

④出血に対する配慮
　抗血栓薬を使用している患者については、第2章に記載した点を参考に、確実な止血処置を行う。

③ 歯科治療に心筋梗塞発作が起こったら？
　もし、歯科治療中に心筋梗塞と思われる発作が起こったら、次の順で救急処置を行う。
①ただちに診療を中断。
②酸素吸入(約5L/分)。
③119番通報(周りにいるスタッフ、患者、誰でも良い)。
④血圧低下があれば、ショック体位(両下肢挙上)。
⑤意識がなければ、気道確保し自発呼吸を確認。
⑥正常呼吸がなければ胸骨圧迫。
⑦AEDを要請し、準備ができれば電気的除細動。
⑧救急車が到着したら、救急搬送。

5：おわりに

　狭心症、心筋梗塞などの虚血性心疾患を持つ患者では、特に歯科治療中に発作が起きることがもっとも怖い。狭心症の発作にはニトログリセリンの舌下錠が有効であるが、無効の場合には急性の心筋梗塞の可能性もあり、119番への通報など、すみやかな対処が必要である。また、抜歯後の出血への対処も必要となる。

　心筋虚血発作を起こす最大の要因は精神的ストレスであり、注射刺入時や治療中の痛み、外科的な侵襲を最小限に抑え、歯科治療にともなう不安や恐怖を極力軽減することが重要である。

参考文献
1. Yasue H, Omote S, Takizawa A, Nagao M. Coronary arterial spasm in ischemic heart disease and its pathogenesis. A review. Circ Res 1983；52(2 Pt 2)：I147-1152.
2. 冠攣縮性狭心症の診断と治療に関するガイドライン（2013年改訂版），2013.
3. 急性冠症候群の診療に関するガイドライン．Criculation J 2002；66(Suppl)：1123-1163.
4. 循環器疾患における抗凝固・抗血小板療法に関するガイドライン（2009年改訂版），2015.
5. 臨床検査のガイドライン2005/2006.急性心筋梗塞．2006：135-140.
6. 下田　元，佐藤　実，髙橋　哲．虚血性心疾患を有する顎口腔外科外来症例の周術期循環管理に関する臨床的評価．東北大歯誌 35・36；2018：27-38.

第8章

心臓弁膜症および感染性心内膜炎のリスクのある患者

▶▶ 心臓弁膜症および感染性心内膜炎のリスクのある患者

1：はじめに

心臓には血液の逆流を防ぐため4つの弁がある。この弁が炎症や外傷、一部先天性のものなどによって血液の流れが妨げられるのが心臓弁膜症で、心臓の活動にさまざまな支障をきたす。そのうちの一つでもっとも歯科治療で注意が必要なのは感染性心内膜炎(IE)であり、歯科治療にあたっては観血的な処置などによりIEにならないよう、十分に注意する必要がある。

本章では、心臓弁膜症とIEについての概要とIEのリスクおよび歯科治療の注意点について学ぶ。

2：心臓弁膜症とは？

1 心臓の構造と弁の位置

房室および心室の出口には弁構造が存在し、圧の変化により開閉することで血流の逆流を防いでいる。心房と心室の間には房室弁(三尖弁・僧帽弁)があり、心室の出口には半月弁(大動脈弁・肺動脈弁)がある(図8-1)。

2 弁の閉鎖不全と狭窄

正常な弁膜が瘢痕化して弁の働きが不十分なため弁口が狭くなり、血流の流れが妨げられる状態を狭窄といい(図8-2、4)、一方、弁が瘢痕化して完全に閉じなくなったために漏れが生じ、弁としての役目を果たさなくなった状態を閉鎖不全という(図8-3、5)。狭窄と閉鎖不全は、さまざまな程度に合併して起こることが多い。弁口の狭窄あるいは閉鎖不全によって血流の遮断や逆流が起こると、スムーズな血流の流れが障害され、送血に余分な力が必要となり、心房や心室の拡大、肥大が起こる。

3 原因は？ 種類は？

先天性と後天性(リウマチ熱、動脈硬化、心筋梗塞、組織変性など)があり、原因を特定できないものも多くある。かつては、リウマチ熱の後遺症として弁膜症になることが多かったが、現在は抗菌薬の普及によりリウマチ熱自体が減り、リウマチ熱を原因とする弁膜症は減少した[1]。

1 僧帽弁狭窄症(図8-2)

僧帽弁が十分に開かないために、左心房から左心室に送られる血流が障害される。その結果、左心房の血液がたまり左心房に血栓が形成されやすくなる。また肺に水がたまり心不全につながる。以前は子供の時にかかったリウマチ熱の後遺症として中年以降に発症するものが大半であったが、現在は他の原因であることが多い。

2 僧帽弁閉鎖不全症(図8-3)

僧帽弁が完全に閉じないため左心室から大動脈へ送られる血液の一部が左心房へ逆流する。そのため、適切な量を大動脈へ送り出そうとする左心室に負担がかかり心肥大をきたす。進行すると心不全につながる。原因としてリウマチ性のものもあるが、「僧帽弁逸脱症」や、「腱索断裂」(図8-1参照)によるものがある。

3 大動脈弁狭窄症(図8-4)

大動脈弁が十分開かないため、左心室から大動脈へ送られる血流が障害され**左心室への負担が大きくなる**。そのため送り出される血流の量も少なくなり、心筋も酸素不足となる。高齢になり大動脈弁が硬くなって、一部石灰化して開きが悪くなる場合も少なくない。

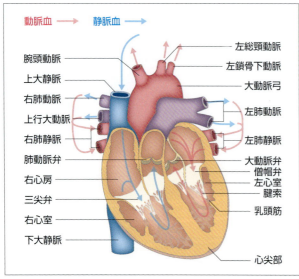

図8-1　心臓の構造と弁の位置。

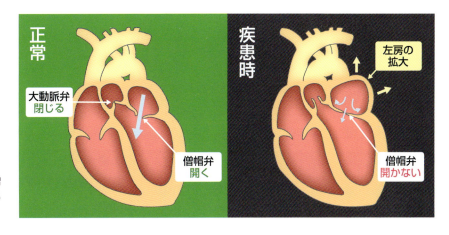

図8-2 僧帽弁狭窄症。右図のように、僧帽弁が狭くなることによって、左心房から左心室へ血流が通りにくくなってしまう。

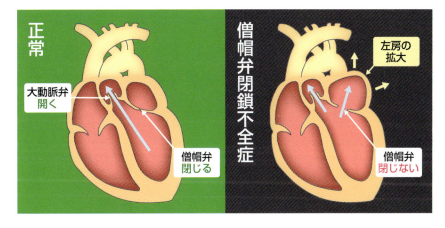

図8-3 僧帽弁閉鎖不全症。右図のように僧帽弁がうまく閉じなくなってしまう。これが原因となり、左心室から左心房に血液が逆流してしまう。

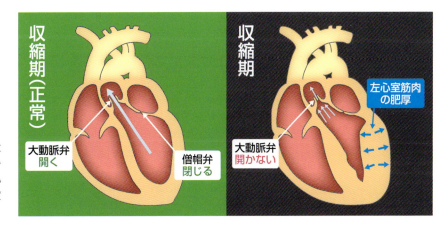

図8-4 大動脈弁狭窄症。右図のように大動脈弁が狭くなることによって、左心室から大動脈へ送られる血流が妨げられ、左心室への負担が大きくなる。その結果、左室の心筋が肥大する。

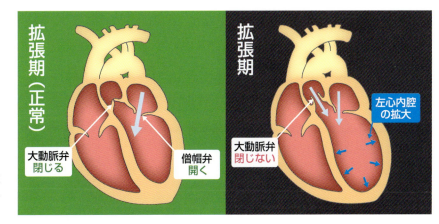

図8-5 大動脈弁閉鎖不全症。右図のように、大動脈弁の閉まりが悪くなり、左心室から大動脈に押し出される血液が左心室へ逆流してしまう。

4 大動脈弁閉鎖不全症（P127、図8-5）

大動脈弁が完全に閉じないため、大動脈に拍出した血液が再び左心室へ逆流する。そのため**左心室への負担が大きくなり、心肥大が起こる。進行すると心不全につながる**。リウマチ、加齢的変化以外、「大動脈瘤」や「マルファン症候群」などの大動脈の疾患から生じる場合もある。その他三尖弁膜症、肺動脈弁膜症などがあり、2つ以上の弁が障害されている場合を連合弁膜症という。

4 弁膜症の症状は？

1 心不全
弁障害により心臓負荷に対して心臓の代償機能が働かなくなると、むくみ、動悸、息切れなど心不全の症状がみられるようになる（心不全の章（第9章）を参照）。

2 胸痛
左心室が著しく肥大すると、心筋の相対的血流不足によって胸痛が出現する。

3 不整脈
期外収縮、心房細動、心房粗動などの不整脈を合併することがある。

4 塞栓症
障害された弁が血流に接するため、血栓を形成しやすい。通常は血栓予防のために抗血栓療法が行われるが、稀に血液の流れに乗って塞栓症を起こすことがある。脳梗塞や心筋梗塞を起こす例は少なくない。

5 感染性心内膜炎（IE）
次項に詳しく述べるが、弁膜症のもっとも注意すべき合併症である。

5 心臓弁膜症における歯科治療の注意点

・歯科治療においては合併している疾患に応じた対応が必要である。
・血栓予防のために抗血栓療法を受けている患者では出血に注意する。
・心不全、感染性心内膜炎に対する対処法はそれぞれの項を参照のこと。

3：感染性心内膜炎（Infective Endocarditis ＝ IE）って何？

1 定義

感染性心内膜炎（以下IE）は、弁膜や心内膜、大血管内膜に細菌集簇を含む疣腫（vegetation）を形成し、菌血症、血管塞栓、心障害など多彩な臨床症状を呈する全身性敗血症疾患である。適切な治療が奏功しないと多くの合併症を引き起こし、ついには死に至る疾患である。

2 どの部位に疣腫を生じるのか？

房室弁（三尖弁・僧帽弁）の心房側、半月弁（大動脈弁・肺動脈弁）、の心室側など逆流血流が当たるところやシャント血流や狭窄血流などの異常ジェット血流が、心内膜面に当たるところに認められる（図8-6）。

3 原因は？

発症には、心弁膜症や先天性心奇形にともなう異常血

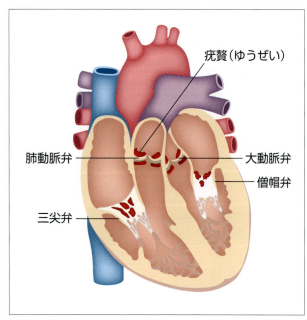

図8-6 疣贅の生じる位置。

表8-1 感染性心内膜炎(IE)を引き起こしやすい心疾患

心臓弁膜症	僧房弁閉鎖不全症
	大動脈弁閉鎖不全症
先天性心奇形	心室中隔欠損
	動脈管開存
	大動脈縮窄
	肺動脈狭窄
	Fallot四徴症
後天性心疾患	人工弁置換

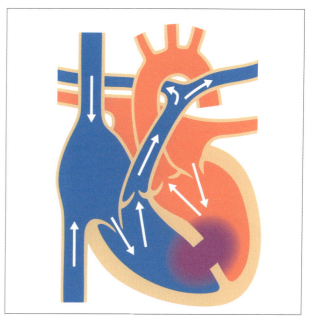

図8-7 心室中隔欠損症。心臓の下方にある、左右の心室を隔てる壁を心室中核と呼び、これに穴が開いた状態を心室中隔欠損という。壁に穴が開いているため左心室から右心室に血液が短絡して流れ込む。

流や人工弁置換術後の異物の影響で生じた、非細菌性血栓性心内膜炎(nonbacterial thrombogenic endocarditis, NBTE)が重要で、**歯科治療の際の抜歯、切開、歯石除去などの観血的処置により一過性の菌血症が生じると、NBTEの部位に菌が付着・増殖し、疣腫を形成する**と考えられる。菌血症の原因の多くは歯科治療を含めた小手術であり、**IEの予防には口腔ケアを含め口腔内を清潔に保つことが重要である**点が、2008年度改訂版のIEの予防と治療に関するガイドラインに明記されている[1]。

4 IEを引き起こしやすい疾患は？

1 IEを引き起こしやすい心疾患

心疾患の中には、よりIEを引き起こしやすい疾患があるとされる[2]。IEを引き起こしやすい心疾患を**表8-1**に示す[3]。

①心臓弁膜症

心臓弁膜症のところでも述べたが、心臓弁膜症はIEをきわめて起こしやすい。また治療として人工弁置換術を受けた場合にはIE罹患の可能性がある。

②先天性心奇形

心室中隔欠損症では、高圧の左室から低圧の右室へ血液の短絡が起こる(**図8-7**)。しかも逆流、あるいは短絡した血液のジェット流が衝突する心内膜は損傷を受けやすく、また血液の噴出する弁口や欠損孔の低圧部の心内膜は損傷には血液の乱流が生じ、血小板やフィブリンが凝集し、細菌が増殖しやすい。したがってIE罹患の確率が高い。一般に心房中隔欠損症、ペースメーカー、冠動脈バイパス手術後6ヵ月経過したものでは、IE罹患の可能性は低いが(後述)、心室中隔欠損の場合は手術後もIEに罹患する可能性は残る。

③後天性心疾患

人工弁置換の患者は、**表8-2**に示すようにIEのハイリスク群である。

2 IEのハイリスク群とは？

表8-2にIEのハイリスク群を示した。Class Iは特に重篤なIEを引き起こす可能性が高い心疾患で、人工弁置換患者やIEの既往のある患者、複雑性チアノーゼ性先天性心疾患などがこれに当たる。Class ⅡaはIEを引き起こす可能性が高いもので、ほとんどの心疾患や後天性弁

▶▶ 心臓弁膜症および感染性心内膜炎のリスクのある患者

表8-2 感染性心内膜炎（IE）のハイリスク群（文献1より引用）

Class I	特に重篤なIEを引き起こす可能性が高い心疾患で、予防すべき患者 ・生体弁、同種弁を含む人工弁置換患者 ・感染性内膜炎の既往を有する患者 ・複雑性チアノーゼ性先天性心疾患（単心室、完全大血管転位、ファロー四徴症） ・体循環系と肺循環系の短絡造設術を実施した患者
Class II a	IEを引き起こす可能性が高く、予防したほうがよいと考えられる患者 ・ほとんどの先天性心疾患 ・後天性弁膜症（詳細は本文） ・弁逆流をともなう僧帽弁逸脱
Class II b	IEが引き起こす可能性が必ずしも高いことは証明されていないが、予防を行う妥当性を否定できない ・人工ペースメーカーあるいはICD植え込み患者 ・長期にわたる中心静脈カテーテル留置患者

膜症などがこれに当たる。Class II bはIEを引き起こす可能性が必ずしも高いことは証明されていないが、予防を行う妥当性を否定できないもので、人工ペースメーカーあるいはICD（埋め込み型除細動器）埋め込み患者などがこれに当たる。あえて予防する必要がないとされているものには次のものが挙げられる。
①心房中隔欠損症（二次孔型）
②心室中隔欠損症・動脈管開存症・心室中隔欠損根治術後6ヵ月以上経過した残存短絡がないもの
③冠動脈バイパス術後
④逆流のない僧帽弁逸脱
⑤生理的あるいは機能的心雑音
⑥弁機能不全をともなわない川崎病の既往
⑦弁機能不全をともなわないリウマチ熱の既往
などである。

5 基礎疾患で気をつけるべき疾患は？

・多くの場合、IEは何らかの基礎疾患がある例にみられる。尿路感染症、肺炎、蜂窩織炎などの菌血症を誘発する感染症を合併したり、あるいは菌血症を生じうるような手技や小処置後に持続する不明熱を訴える場合や、以前には聴取されなかった逆流性雑音が新たに出現した際にはIEを疑う。
・ステロイド剤長期服用例や免疫不全状態にある患者は感染の可能性が高いことが予測される。
・アトピー性皮膚炎の患者もIEに感染する例がある。

6 臨床症状は？

・菌血症が起こってから症状の発現までは短く、80%の症例では2週間以内である[4]。
・臨床症状は亜急性あるいは急性の症状をとる。亜急性では発熱、全身倦怠感、食欲不振、体重減少、関節痛などで非特異的である。
・病原性の高い原因菌による急性感染性心内膜炎では高熱を呈し、心不全症状が急速に進行する。IEの臨床症状・身体処置を表8-3に示す。

7 IEの診断は？

IEに感染すると約80%の患者において2週間以内に症状が出現する。IEにはDukeの診断（P132、表8-4）[6]が用いられ、診断には次のような項目が決め手となる。
①**発熱**：もっとも頻度の高い症状（90%）で、38度以上の弛張熱を見るが、亜急性では微熱に止まることもあり、高齢者では見られないこともある。特に経口抗菌薬が投与されている場合には臨床症状が修飾されている。IEのリスクとなる弁膜症をもつ場合や、人工弁置換術後例で他に説明のつかない発熱が続く場合には、IEを疑う。
②**心雑音**：ほとんどの例で聴取され（80〜85%）、特に新たに出現した弁逆流性雑音は重要とされる。

表8-3　感染性心内膜炎(IE)の臨床所見と身体症状(文献5より引用・改変)

1	発　熱	80～85%でみられる。診断基準は38℃以上だが、亜急性型では微熱が続く場合もある リスクの高い患者で原因不明の発熱が持続すれば、IEの可能性を考える
2	心雑音	今まで聴取されなかった逆流性雑音が聴取されたら、IEを疑う
3	末梢血管病変	眼瞼粘膜、頬部粘膜、四肢などに微小血管塞栓に起因する点状出血が認められる
4	全身性塞栓症	重要な合併症で約40%にみられ、脾梗塞、腎梗塞、脳梗塞などを発症する
5	うっ血性心不全	弁の破壊、逆流、腱索断裂により生じる。大動脈弁逆流による心不全は死亡率が高い

8　起因菌は？

歯科治療後に生じるIEの多くは、病原性の弱い口腔内常在菌で、緑色レンサ球菌(*Streptococcus viridance*)がもっとも多く、その他ブドウ球菌(*Staphylococcus aureus*)、腸球菌(*Enterococcus fecalis*)などである[1,7]。

9　IEを起こしやすい患者の問診をどうとるか？

1 心臓弁膜症の有無

心臓弁膜症の原因にはリウマチ熱の後遺症の場合があり、僧帽弁閉鎖不全症、大動脈閉鎖不全が起こりやすいので、これらについての問診が必要である。

2 先天性心疾患の有無

表8-1に挙げた先天性心奇形などの心疾患の既往、治療などについて問診する。

3 後天性心疾患の有無

人工弁置換術患者はIEを起こす可能性がきわめて高く、起こすと重篤な状態になりやすい。手術の時期、現在の状態を聞くとともに、その他IEを引き起こしやすいリスクについて詳細に問診を行う。

10　IEの予防としての歯科処置

菌血症の原因となる手技、処置、病態が特定されたもののうちもっとも頻度が高かったのは歯科治療、う蝕治療、歯周病の処置または病態であったと報告されている。2019年改訂のIEのガイドラインでは、歯科口腔外科領域の手技が、IEの予防として、予防的抗菌薬投与を強く推奨する処置とされている。その内容は、出血をともない菌血症を誘発するすべての侵襲的な歯科処置として、抜歯などの口腔外科手術・歯周外科手術・インプラント手術、スケーリング、感染根管処置などとされている(表8-5)。血液中に侵入した細菌は肝臓など細網内皮系組織によりすみやかに血液中から除去され、多くは数分後に血液中から消失するため、「一過性の菌血症」と呼ばれる。**歯科処置にともなう菌血症の発症率は抜歯などではほぼ100%であり、歯石除去でも高率である。また咀嚼や歯ブラシ使用によっても発症する(表8-5)。**

口腔衛生状態が不良であったり、歯周病や根尖病巣などがある場合、歯科治療をしなくても菌血症が発症することがあるとされ、口腔内の炎症は、病原微生物が血液に侵入する状態を作り出す。したがって、歯科治療を行う前に炎症を抑えることを推奨している。

具体的には、以下の項目を挙げている。

①歯科治療(スケーリングを含む)を実施する前に口腔内の洗浄を実施する。
②定期的に歯科医師のケアを受ける。
③手動または電動歯ブラシ、デンタルフロス、その他歯垢除去用具などを適切な指導の下に行う。
④乱暴なブラッシングは菌血症の誘因となる。
⑤ハイリスク群を診察する循環器内科医は、患者の口腔内にも気を配り、適切な治療を実施すべく、歯科医師に紹介すべきである。

《口腔内洗浄の実際》

15～30倍に希釈したポピドンヨードガーグル15mlを用いて、歯科処置の約30秒前に、リスクのある患者全例(表8-2)に軽く口腔洗浄させる。口腔洗浄をやりすぎると耐性菌を誘発するので、注意が必要である[8]。

▶▶ 心臓弁膜症および感染性心内膜炎のリスクのある患者

表8-4 Dukeの感染性心内膜炎(IE)診断基準(文献1より引用・改変)

【確診】 　病理学的基準 　　　(1)培養、または疣腫、塞栓を起こした疣腫。心内膿瘍の組織検査により病原微生物が検出されること。または 　　　(2)疣腫や心内膿瘍において組織学的に活動性心内膜炎が証明されること 　臨床的基準[a] 　　　(1)大基準2つ。または 　　　(2)大基準1つ、および小基準3つ。または 　　　(3)小基準5つ
【可能性】 　　　(1)大基準1つおよび小基準1つ。または 　　　(2)小基準3つ
【否定的】 　　　(1)IE症状を説明する別の確実な診断。または 　　　(2)IE症状が4日以内の抗菌薬投与により消退。または 　　　(3)4日以内の抗菌薬投与後の手術時または剖検時にIEの病理学的所見を認めない。または 　　　(4)上記「可能性」基準にあてはまらない

[a] **基準の定義**

[大基準] ●IEを裏づける血液培養陽性 　▶2回の血液培養でIEに典型的な以下の病原微生物のいずれかが認められた場合 　　・*Steptococcus viridans*、*Steptococcus bovis* (*Steptococcus gallolyticus*)、HACECKグループ、 　　　*Steptococcus aureus*、または他に感染巣がない状況での市中感染型 *Enterococcus* 　▶血液培養がIEに矛盾しない病原微生物で持続的に陽性 　　・12時間以上間隔をあけて採取した血液検体の培養が2回以上陽性。または 　　・3回の血液培養すべて、または4回以上施行した血液培養の大半が陽性(最初と最後の採血間隔が1時間以上あいていること) 　▶1回の血液培養でも *Coxiella bumetii* が検出された場合。または抗I相菌IgG抗体価800倍以上 ●心内膜障害所見 　▶IEのエコー図所見(人工弁置換術後、IE可能性例、弁輪部膿瘍合併例ではTEEが推奨される。その他の例ではまずTTEを行う) 　　・弁あるいはその支持組織の上、または逆流ジェット通路、または人工物の上にみられる解剖学的に説明のできない振動性の心臓内腫瘤、または 　　・膿瘍、または 　　・人工弁の新たな部分的裂開 　▶新規の弁逆流(既存の雑音の悪化または変化のみでは十分でない)
[小基準] ●素因:素因となる心疾患または静注薬物常用 ●発熱:38.0℃以上 ●血管現象:主要血管塞栓、敗血症性塞栓、感染性動脈瘤、頭蓋内出血、眼球結膜出血、Janeway発疹 ●免疫学的現象:糸球体腎炎、Osler結節、Roth斑、リウマチ因子 ●微生物学的所見:血液培養陽性であるが上記の大基準を満たさない場合[b]。またはIEとして矛盾のない活動性炎症の血清学的証拠 　　[b] コアグラーゼ陰性ブドウ球菌やIEの原因菌とならない病原微生物が1回のみ検出された場合は除く

IE:感染性心内膜炎、TEE:経食道エコー図、TTE:経胸壁エコー図。

表8-5 歯科処置による菌血症の発症率（文献1より引用・改変）

歯科処置	発症率（％）
抜歯	18〜100
智歯抜歯	55
スケーリング	8〜79
歯周外科	36〜88
感染根管処置	42
ラバーダム装着	29
ブラッシング	23
咀嚼	38

表8-6 抗菌薬の予防投与を必要とする手技（文献1より引用・改変）

抗菌薬投与	状況	推奨クラス	エビデンスレベル
予防的抗菌薬投与を行うことを強く推奨する	・歯科口腔外科領域：出血をともない菌血症を誘発するすべての侵襲的な歯科処置（抜歯などの口腔外科手術・歯周外科手術・インプラント手術、スケーリング、感染根管処置など） ・耳鼻科領域：扁桃摘出術・アデノイド摘出術 ・心血管領域：ペースメーカや植え込み型除細動器の植え込み術	I	B
抗菌薬投与を行ったほうがよいと思われる	・局所感染巣に対する観血的手技：膿瘍ドレナージや感染巣への内視鏡検査・治療（胆道閉塞を含む） ・心血管領域：人工弁や心血管内に人工物を植え込む手術 ・経尿道的前立腺切除術：とくに人工弁症例	IIa	C
予防的抗菌薬投与を行ってもかまわない。ただし、IEの既往がある症例には予防的抗菌薬投与を推奨する	・消化管領域：食道静脈瘤硬化療法、食道狭窄拡張術、大腸鏡や直腸鏡による粘膜生検やポリープ切除術、胆道手術 ・泌尿器・生殖器領域：尿道拡張術、経腟分娩、経腟子宮摘出術、子宮内容除去術、治療的流産・人工妊娠中絶、子宮内避妊器具の挿入や除去 ・心血管領域：心臓カテーテル検査・経皮的血管内カテーテル治療 ・手術にともなう皮膚切開（とくにアトピー性皮膚炎症例）	IIb	C
予防的抗菌薬投与を推奨しない	・歯科口腔外科領域：非感染部位からの局所浸潤麻酔、歯科矯正処置、抜髄処置 ・呼吸器領域：気管支鏡・喉頭鏡検査、気管内挿管（経鼻・経口） ・耳鼻科領域：鼓室穿孔時のチューブ挿入 ・消化管領域：経食道心エコー図・上部内視鏡検査（生検を含む） ・泌尿器・生殖器領域：尿道カテーテル挿入、経尿道的内視鏡（膀胱尿道鏡、腎盂尿管鏡） ・心血管領域：中心静脈カテーテル挿入	III	B

IE：感染性心内膜炎

11 IEを起こしやすい患者の歯科治療の注意点

1 抗菌薬の予防投与

・上記のように、**ハイリスク患者に菌血症を誘発しうる歯科治療を実施される場合には、抗菌薬の予防投与が**推奨されている（表8-6）。

・IEの原因菌としてもっとも多いのは*Streptococcus viridans*であり、予防は特に*Streptococcus viridans*に対して行うべきとされている。

▶▶ 心臓弁膜症および感染性心内膜炎のリスクのある患者

表 8-7 IE 予防のための観血的歯科治療時の抗菌薬の投与方法（文献 1 より引用）

対象	抗菌薬	投与方法
経口投与可能	アモキシシリン	成人：2.0g（注1）を処置1時間前に経口投与（注1、2）
		小児：50mg/kgを処置1時間前に経口投与
経口投与不能	アンピシリン	成人：2.0gを処置30分以内に筋注または静注
		小児：50mg/kgを処置30分以内に筋注または静注
ペニシリンアレルギーを有する場合	クリンダマイシン	成人：600mgを処置1時間前に経口投与
		小児：20mg/kgを処置1時間前に経口投与
	セファレキシンあるいはセファドロキシル（注3）	成人：2.0gを処置1時間前に経口投与
		小児：50mg/kgを処置1時間前に経口投与
	アジスロマイシンあるいはクラリスロマイシン	成人：500mgを処置1時間前に経口投与
		小児：15mg/kgを処置1時間前に経口投与
ペニシリンアレルギーを有して経口投与不能	クリンダマイシン	成人：600mgを処置30分以内に静注
		小児：20mg/kgを処置30分以内に静注
	セファゾリン	成人：1.0gを処置30分以内に筋注または静注
		小児：20mg/kgを処置30分以内に筋注または静注

注1）体格、体重に応じて減量可能である（成人では、体重あたり30mg/kgでも十分と言われている）。
注2）日本化学療法学会では、アモキシシリン大量投与による下痢の可能性をふまえて、リスクの少ない患者に対しては、アモキシシリン500mg経口投与を提唱している（本文参照）。
注3）セファレキシン、セファドロキシルは近年MICが上昇していることに留意すべきである（本文参照）。

2 どんな処置で抗菌薬の予防投与が必要か？

出血をともなう処置全般と考えてよい。すなわち抜歯、切開、歯周外科、ポケット測定、歯石除去、インプラント埋入および関連する外科処置、感染根管処置、冠形成、歯肉圧排など多岐に及ぶ。

3 どんな抗菌薬を使う？

・米国のガイドラインは血中濃度、菌血症の頻度という点から50年以上の歴史があり、もっとも信頼できるものとされている。**この標準的予防法は、アモキシシリンである**[9]。**成人容量はアモキシシリン2.0g（小児容量は50mg/kgで成人用量を超えない用量）で、処置1時間前に投与する**。この投与法で、1時間から6時間までの薬剤の血中濃度が、IEを引き起こすほとんどの口腔内レンサ球菌の最小発育阻止濃度の数倍以上に維持されるとされている。処置が6時間以内に終了すれば、追加投与の必要はない。

・わが国では必ずしも2.0gが必要量ではないと思われ、体重の少ない女性では1.0g〜2g、**体重あたり30mg/kgでも十分であるとも言われる。**

・日本化学療法学会口腔外科委員会では、アモキシシリン大量投与による下痢の可能性およびアンピシリン2g点滴静注とアモキシシリン500mg経口投与で抜歯後の血液培養成立がともに約20%程度で大差がないという論文をふまえ、**リスクの少ない患者に対しては、アモキシシリン500mg経口投与を提唱している**[10,11]。

134

表8-8 IEの予防としての抗菌薬

分類	一般名	商品名	剤形
ペニシリン	アモキシシリン	サワシリン〈LTLファーマ〉	
		セファゾリン〈大塚製薬〉	
クリンダマイシン	クリンダマイシン塩酸塩カプセル	ダラシン〈ファイザー製薬〉	
		クリンダマイシンリン酸エステル注300mg「トーワ」〈東和薬品〉	

以上のことから、体重50kgの日本人ならサワシリン®250mgないしはパセトシン®250mgを歯科治療1時間前に6カプセルを経口投与する。リスクの少ない患者では2カプセルで良い。

・経口投与不能の場合はアンピシリンの筋中または静注、ペニシリンアレルギーを有する場合はクリンダマイシン、セファレキシンあるいはセファドロキシル、アジスロマイシンあるいはクラリスロマイシンを用いる。ペニシリンアレルギーを有して経口投与不能の場合は、クリンダマイシンの静注からセファゾリンの筋中または静注が推奨されている（**表8-7**）。

4 抗菌薬の投与の実際と注意点—処方例—

①リスクのもっとも高い患者に対して（P130、**表8-2**のClass I）

〈外来診療での経口投与〉

・サワシリンカプセル（250mg）1回6ないし8カプセルを、処置1時間前（30mg/kg）に投与（**表8-8**）

〈入院下での点滴からの投与〉

・ビクシリン注1回2g 処置前30分以内に筋注あるいは静注

・ペニシリンアレルギーの場合にはクリンダマイシン600mgを処置前30分以内に静注（**表8-8**）

②リスクのある患者に対して（**表8-2**のClass Ⅱa、Ⅱb）

・サワシリンカプセル（250mg）1回2カプセルを、処置1時間前に投与

（リスクの少ない患者に対して、日本化学療法学会口腔外科委員会提唱による）

*ペニシリンアレルギーの患者にはクリンダマイシン600mgを処置1時間前に投与

5 歯科治療で注意すべき点

①外来処置か、入院下治療か？

人工弁置換術後の患者は一般開業医が外来処置で扱う

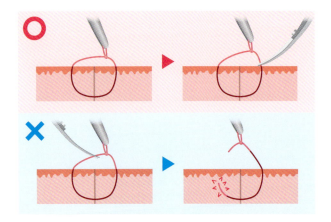

図 8-8　抜糸の基本。縫合糸端を鑷子で上方に軽くつまみ上げ、縫合糸の粘膜下にあった部分を切断するとよい（上段）。縫合糸の露出部を切断すると汚染した部分が組織内を通過する（下段）。（文献12より引用・改変）

のはリスクが大きく、病院入院下で、抗菌薬も点滴静注などが推奨される。

②治療回数に対する配慮

- 抗菌薬の投与回数を減らすため、観血的な処置は1回の処置をできるだけ集中させて行う。
- 数回に分けて処置をするような場合、耐性菌を増やさないよう、抗菌薬の投与まで1〜2週間間隔をあける。

③治療内容における注意点

- 多数歯抜去、複数のインプラント埋入術、骨造成など広範囲の観血的処置の場合、抗菌薬は5〜7日程度とする。
- 創面の治癒が遅れている場合は、抗菌薬を継続投与する。
- 開放創は菌の侵入を容易にするので、できるだけ開放創を作らない。
- 抜糸はできるだけ抗菌薬の投与中に行う。
- 抜糸操作は、口腔内の汚染部分を創内に侵入させないように工夫する（図8-8）。
- 口腔衛生状態がきわめて不良で、歯石沈着も著しいような患者ではまず5〜7日抗菌薬を投与して、口腔状態の改善を図り、抗菌薬でcoverされた状態での間に歯石除去を行う。

④IEに罹患しやすい患者における注意点

- 義歯の適合不良による潰瘍形成に十分注意をする。
- 長期間殺菌性の含嗽剤を使用すると、正常な口腔細菌叢が変化し、真菌性の心内膜炎を引き起こす可能性がある。
- Water Pickのような口腔洗浄装置は菌血症を引き起こす可能性があるので、使用させない。
- 抗菌薬の予防投与を行ってもIEが起こることがあり、歯科治療後発熱したような場合には心内膜炎を疑ってすぐに主治医と連絡をとる。

4：おわりに

　心臓弁膜症患者は若い頃で、自覚症状なく、心機能が良好に経過しているうちは、歯科治療に問題がないことが多い。

　しかし、高齢者では加齢とともに臨床症状を認めるようになり、歯科治療のリスクは高くなる。また、感染性心内膜炎（IE）の感染源として、歯科治療は最大のリスクであり、とくに人工弁置換術後の患者では重篤なIEを引き起こす可能性があり、出血をともなうすべての歯科処置について、予防的な抗菌薬投与が必要なことをすべての歯科医師が知っておく必要がある。

　また、主治医たる循環器内科などの医師と情報共有するとともに、病状や歯科治療の内容について相互に意見交換を行い、綿密な病診連携が必要である。

> **第8章のまとめ**
>
> ## 心臓弁膜症および感染性心内膜炎(IE)のリスクのある患者に歯科治療を行う場合のポイント
>
> - ☑ 心臓弁膜症患者では合併している疾患に応じた対応が必要で、抗血栓療法を受けている場合には出血に注意する。
> - ☑ 心臓弁膜症、先天性・後天性心疾患の患者ではIEの発症リスクが高い。
> - ☑ IEは出血をともなう抜歯、歯石除去など歯科処置後の菌血症が原因である場合がもっとも多い。
> - ☑ IEの予防処置として口腔内洗浄、定期的な歯科医師のケアが必要である。
> - ☑ すべての出血をともなう歯科治療において、処置1時間前の予防的抗菌薬投与が必要である。
> - ☑ IEの予防的抗菌薬の第一選択はアモキシシリン(ペニシリン系)である。

参考文献

1. 感染性心内膜炎の予防と治療に関するガイドライン(2017年改訂版). 2019.
2. Steckelberg JM, Wilson WR. Risk factors for infective endocarditis. Infect Dis Clin North Am 1993;7(1):9-19.
3. 西田百代. 糖尿病患者の歯科治療. In:西田百代. 有病高齢者歯科治療のガイドライン. 東京:クインテッセンス出版, 1994:103-119.
4. 循環器の診断と治療に関するガイドライン. Cir J 2003;67(Suppl. IV):1039-1082.
5. 椙山加綱. 心臓弁膜症患者の歯科治療. In:椙山加綱. 有病高齢者歯科治療のガイドライン上. 東京:クインテッセンス出版, 2013:132-153.
6. Durack DT, Lukes AS, Bright DK. New criteria for diagnosis of infective endocarditis: Utilization of specific echocardio-graphic findings. Duke Endocarditis Service. Am J Med 1994;96:200-209.
7. 大木貴博. 感染性心内膜炎とはどのような疾患で、歯科治療においてはどのような点に注意すれば良いでしょうか. 歯科学報 2014;114:177-179.
8. Pallasch TJ, Slots J. Antibiotic prophylaxis and the medically compromised patient. Periodontol 2000 1996;10:107-138.
9. Dajani AS, Taubert KA, Wilson W, Bolger AF, Bayer A, Ferrieri P, Gewitz MH, Shulman ST, Nouri S, Newburger JW, Hutto C, Pallasch TJ, Gage TW, Levison ME, Peter G, Zuccaro G Jr. Prevention of bacterial endocarditis. Recommendations by the American Heart Association. JAMA 1997;277(22):1794-1801.
10. 佐々木次郎, 金子明寛. 抜歯時菌血症に誘発される細菌性心内膜炎の予防法. 日化療会誌 2001;49(1):1-9.
11. 佐々木次郎, 金子明寛. 歯科処置後に発症する細菌性心内膜炎の予防法. 日歯医会誌 2001;20:49-57.
12. 河奈裕正, 朝波惣一郎, 行木英生. 改訂新版 インプラント治療に役立つ外科基本手技―切開と縫合テクニックのすべて―. 東京:クインテッセンス出版, 2015:94.

第9章

心不全患者

1：はじめに―心不全とは？―

心不全とは、血液を全身に送るポンプの機能としての心臓がその機能を果たせない状態を示し、本来は病名ではなく病態を示す。最近（2017年10月31日発表）の日本循環器学会と日本心不全学会の定義では、国民によりわかりやすく理解してもらうために、「**心不全とは、心臓が悪いために、息切れやむくみが起こり、だんだん悪くなり、生命を縮める病気**」としている[1]。

2：心不全の病態と症状

心不全は大まかに、右心不全と左心不全に分けられる。簡単にいうと、**左心不全は肺から血液を受け取り、全身に出す力が弱い状態**で、**右心不全は全身から血液を受け取り肺に送る力が弱い状態**、と考えられる（図9-1）。

1 左心不全の病態

左心系の収縮機能または拡張機能の低下により、心拍出量が減少し、拍出されなかった血液が左心室、左心房に残存するため左室・左房圧が上昇し、肺静脈から左心房への静脈還流が滞ってしまう。そのために十分な酸素を取り込んだ血液が拍出できず、末梢組織の酸素需要に必要な血液を供給できなくなっている病態である。労作時の呼吸困難や起座呼吸、全身倦怠感、尿量減少などを引き起こす（**表9-1**）。

2 右心不全の病態

右心系の収縮機能または拡張機能の低下により、心拍出量が低下する。そのため拍出されなかった血液が右心室・右心房に残存することにより、右室・右房圧が上昇し、全身からの血液還流が滞り、その結果として上下大動脈うっ血、静脈怒張、うっ血肝、肝腫大などを引き起こす（**表9-1**）。

3 心不全の症状は？

代表的な自覚症状は、**動悸や息切れ、呼吸困難、むくみ**である。むくみは特に足に生じるが、仰向けに寝ている状態が長いと、背中がむくむこともある。最初は坂道や階段を昇る時に動悸や息切れが起こり、病状が進行すると平地を歩いても息苦しくなる（易疲労性）。さらに進むと、夜、床につくと咳が出たり、息苦しさで寝られなくなったりする（図9-2）。

特徴的な症状を列挙すると、以下となる。

① 易疲労性

心臓のポンプ機能低下により、臓器への酸素や栄養の供給が不足するために起こる。

② 呼吸困難

呼吸困難の程度は心不全の重症度と関係し、初期では呼吸困難は運動時のみ出現するが、症状が進行すると安静時にも出現するようになる。

③ 夜間頻尿

夜間の睡眠中にトイレに行きたくなり、何度も目が覚めてしまう。これはベッドなどで横になると心臓から腎臓に送られる血液の量が急激に増加し、大量の尿が作られるために起きる。

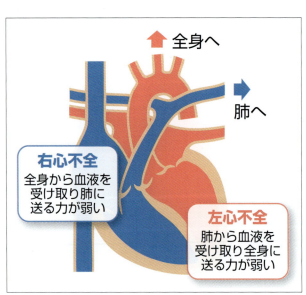

図9-1　心臓の働きと心不全。心臓のポンプ機能による血液循環において、肺から受け取った血液を全身に出す力が弱いのが左心不全、全身から血液を受け取り肺に送る力が弱いのが右心不全である。

表9-1 左心不全と右心不全

	左心不全	右心不全
うっ血による所見	左房圧上昇による肺うっ血 ・急性肺水腫 　（労作時呼吸困難や起座呼吸、湿性ラ音など） ・左房圧上昇 ・心係数低下	中心静脈圧上昇による静脈うっ血 ・下腿浮腫 ・静脈怒張 ・肝腫大
心拍出量低下による所見	・血圧低下 ・全身倦怠感 ・尿量減少 ・尿中Na排泄量減少	・肺血流量低下による心拍出量低下
その他の所見	・心濁音界の拡大 ・Ⅲ音、Ⅳ音（奔馬律）	

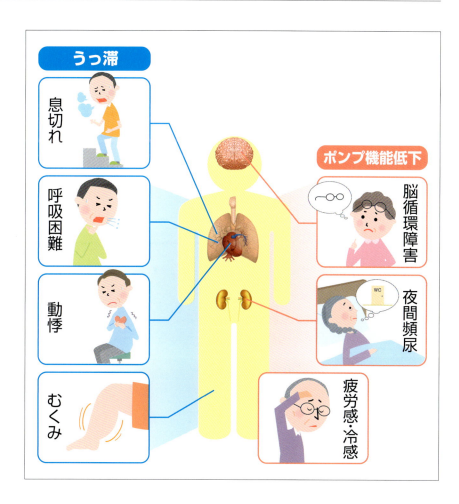

図9-2 心不全のさまざまな症状。

4 起座呼吸

呼吸困難が臥位で増強し、起座位または半座位で軽減する臨床的徴候である。主な原因は、臥位をとると右心系への静脈還流が増加し、その結果左房圧が上昇し、肺うっ血が生じることによる。

5 発作性夜間呼吸困難

起座呼吸よりも左心不全が進行した状態で、夜間就寝1〜2時間後に激しい呼吸困難のために覚醒し、あえぎ呼吸をする。喘鳴をともなう場合は心臓喘息と呼ばれる。

▶▶ 心不全患者

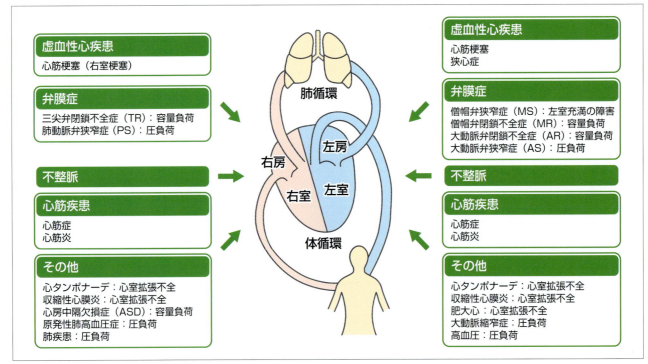

図9-3 心不全の原因疾患。

表9-2 ニューヨーク心臓協会（NYHA）の心機能分類

NYHAクラス	定義
I	・心疾患はあるが身体活動に制限はない。 ・日常的な身体活動で疲労、動悸、呼吸困難あるいは狭心症を生じない。
II	・軽度の身体活動の制限がある。安静時には無症状。 ・日常的な身体活動で疲労、動悸、呼吸困難あるいは狭心症を生じる。
III	・高度な身体活動の制限がある。安静時には無症状。 ・日常的な身体活動以下の労作で疲労、動悸、呼吸困難あるいは狭心症を生じる。
IV	・心疾患のため、いかなる身体活動も制限される。 ・心不全症状や狭心痛が安静時にも存在する。わずかな労作でこれらの症状は増悪する。

3：心不全の原因疾患は？

　心不全の原因となる疾患名を**図9-3**に示した。心筋梗塞や心筋症のように心筋組織が直接的に障害を受け、心不全を発症する場合、弁膜症や高血圧などにより長期的に負荷が心筋組織に加わり機能障害から心不全を発症する場合、不整脈・頻拍や徐脈などのリズム異常により血行動態の悪化を招く場合などがある。また、全身性の内分泌・代謝疾患、炎症性疾患からの心不全、栄養障害や薬剤、化学物質といった外的因子による心筋障害から発生する場合もある。

4：心不全の重症度分類

1　NYHAの心機能分類

　心不全の重症度分類として、ニューヨーク心臓協会のNYHAの分類やAHA/ACCのステージ分類があり、心不全を疑った場合、その原因となった疾患や病態の診断と重症度の判定は、その後の治療方針の決定のためにも重要である。（**表9-2**）[2]。Iは心疾患があるが症状はなく、通常の日常生活は制限されないもの、IIは日常生活が軽度から中等度に制限されるもの。安静時には無症状

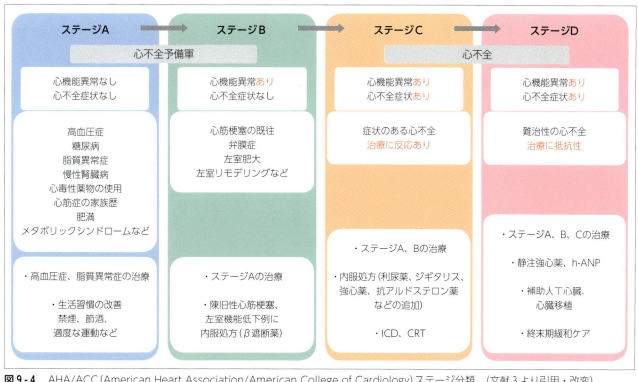

図9-4 AHA/ACC (American Heart Association/American College of Cardiology) ステージ分類。(文献3より引用・改変)

だが、普通の行動で疲労・動悸・呼吸困難・狭心痛を生じる。Ⅲは日常生活が高度に制限されるもの。安静時は無症状だが、平地の歩行や日常生活以下の労作によっても症状が生じる。Ⅳは非常に軽度な活動でも何らかの症状を生じる。安静時においても心不全・狭心症症状を生じることもある。

2 AHA/ACC (American Heart Association/American College of Cardiology) ステージ分類(図9-4)[3]

- **ステージA**：危険因子を有するが心機能障害がない
  高血圧や糖尿病、冠動脈疾患などはあるが、心筋、弁機能といった構造的異常をきたしておらず、症状のない状態。
- **ステージB**：無症状の左室収縮機能不全
  左室肥大や心拡大、心機能低下、弁膜症、心筋梗塞の既往などの構造的異常が出現しているが、症状のない状態。
- **ステージC**：症候性心不全
  構造的異常があり、症状の出現がある状態。
- **ステージD**：治療抵抗性心不全
  構造的異常があり、十分な薬物治療を行っても安静時の症状がある状態。

5：心不全の診断は？

息切れ、動悸などの心不全の特有の症状以外、聴診、胸部X線検査、心電図検査、心エコー検査、血液検査などのさまざまな検査を行って、総合的に判断する。

1 聴診

聴診によって、心雑音や普段は聞こえないⅢ音やⅣ音がないか確認する。**心雑音がある場合には弁膜症が疑われる。**また呼吸にともなう音も重要で、**心不全の場合、呼吸にともなって肺からプチプチ、パリパリという「ラ音」が聞こえる**ことがある。

2 胸部X線検査

心臓が拡大していないか、肺に水が溜まっていないか、

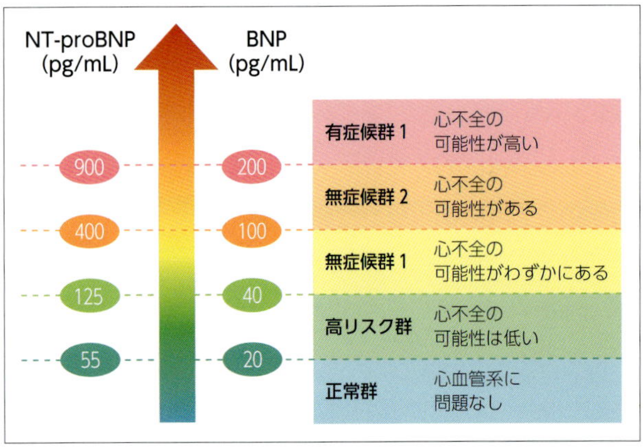

▶▶心不全患者

図9-5 血液検査による心不全の診断。(日本心不全学会「血中BNPやNT-proBNP値を用いた心不全診療の留意点について」[6]より引用・改変)

NT-proBNP (pg/mL)	BNP (pg/mL)		
900	200	有症候群1	心不全の可能性が高い
400	100	無症候群2	心不全の可能性がある
125	40	無症候群1	心不全の可能性がわずかにある
55	20	高リスク群	心不全の可能性は低い
		正常群	心血管系に問題なし

肺の血液のうっ滞がないかなどを調べる。正常の場合、心臓の大きさは肺の大きさの50％以内で、それより大きいと心拡大となり、心不全が疑われる。

3 心電図検査

心筋梗塞や不整脈などがわかるが、**心不全特有の所見はない**と言われる。

4 心エコー検査

心臓の壁の厚さ、弁の状態、心臓のポンプ機能などを調べることができ、聴診で疑われた弁膜症の確定診断を行う際にも、心エコー検査が重要である。心エコードップラー法では、拡張機能を調べることができる。

5 血液検査

1 BNP

BNPには、血管を広げ、尿を出す作用があり、血管が広がれば、心臓は楽に血液を全身に送り出せ、また尿が出て、余計な水分や塩分が排泄させることで、むくみや息切れが改善される。一般的に**BNPが高値であるほど症状は強く、重症になる**とされている[4]。

2 NT-proBNP

BNPというホルモンのいわば副産物で、通常の血清で調べられるので、開業医でも比較的簡単に検査が可能である。BNP、NT-proBNPともに、心不全の診断には必須の検査である。日本心不全学会ではBNPやNT-proBNP値を用いた心不全の診断がスムーズに行えるよう、診断基準などを示している（**図9-5**）[5,6]。

6：心不全の治療

症状が安定しているかによって、心不全は急性、慢性の2つに分類される。**安定した状態から急激に悪化する場合を急性心不全、状態が安定している場合を慢性心不全**という。風邪、過労、ストレスが引き金になって急性心不全が起こることがあり、また急性心不全が原因不明の突然死の原因になることもある。

1 急性心不全の治療

急性心不全の初期治療の目的は、（1）救命、生命徴候の安定、（2）呼吸困難などの自覚症状改善、（3）臓器うっ血の軽快を図ることにある。可能な限り早期の介入をして臓器障害を最小限に止めることが基本となる。病院到着時に心肺停止状態であれば、ACLSに準じた救命処置が必要となる。

2 慢性心不全の治療

慢性心不全の治療は、薬物療法が基本となる。薬物医療の目的は、第一に息切れなどの症状を改善しQOLをよくすること、第二に予後の改善、すなわち長生きするようにすることである。第一の目的でもっとも適した薬は利尿薬であり、第二の目的ではアンジオテンシン変換酵素（ACE）阻害薬、ACE阻害薬が副作用などで使えない場合はアンジオテンシン受容体拮抗薬（ARB）、交感神経の緊張を抑えるベータ（β）遮断薬、アルドステロン拮抗薬などが使用される（**表9-3〜5**）。

原因のいかんにかかわらず、共通の治療法としては体内の余分な水分を取り除く「利尿薬」と、心臓の働きを助

表9-3 利尿薬とジギタリス製剤

分類	一般名	商品名	剤形
利尿薬	フロセミド	フロセミド〈日本ジェネリック〉	
	トリクロルメチアジド	フルイトラン〈塩野義製薬〉	
ジギタリス製剤	ジゴキシン	ジゴキシン〈ニプロ〉	

表9-4 ACE阻害薬とARB

分類	一般名	商品名	剤形
ACE阻害薬	エナラプリルマレイン酸塩	エナラプリルマレイン酸塩錠（写真は「オーハラ」）〈大原薬品工業〉	
	カプトリル	カプトリル〈第一三共エスファ〉	
ARB	カンデサルタン　シレキセル	カンデサルタン錠4mg（写真は「ゼリア」）〈ゼリア新薬工業〉	
	ロサルタン	ニューロタン（写真は万有製薬のもの）〈万有製薬〉	

145

▶▶ 心不全患者

表9-5 β遮断薬と抗アルドステロン薬

分類	一般名	商品名	剤形
β遮断薬	カルベジロール	アーチスト〈第一三共〉	
抗アルドステロン薬	スピノラクトン	アルダクトンA〈ファイザー〉	

ける「ジギタリス製剤」が用いられる（表9-3）。また、心房細動や心臓の働きが高度に低下している場合、血栓が形成され、脳に飛び散って脳梗塞が起こる可能性が高く、**予防として、「ワルファリン」が使用されている。**

① 利尿薬

心不全になるとレニン・アンジオテンシン、アルドステロンなどのホルモンが多く分泌されて、体に水分とナトリウムが溜まる結果、血液のうっ滞が起こり、息切れやむくみといった症状が現れる。体に溜まった水分やナトリウムを尿に出すことによって、うっ血を改善し、心不全の症状を軽減する。

② ジギタリス製剤

心拍数を増加することなく心筋の収縮作用を直接増強する作用があり、長年にわたり使用されてきた薬であるが、薬が治療に役立つ有効域が狭く、また心拍抑制効果が労作時には弱いことなどから、近年は使用される機会が少なくなっている。

③ アンジオテンシン変換酵素（ACE）阻害薬

アンジオテンシン変換酵素を阻害して、昇圧作用のあるアンジオテンシンIIの生成を抑制するとともに、ブラジキニンの分解抑制による一酸化窒素の増加により末梢血管を拡張し、血圧を下げる作用を示す。慢性心不全治療ガイドラインによれば、すべての左室収縮機能低下患者に用いられるべきとされている。

④ アンジオテンシン受容体拮抗薬（ARB）

アンジオテンシンIIタイプ1（AT1）受容体に特異的に結合して、アンジオテンシンIIがAT1受容体に結合するのを阻害することにより、血圧の降下作用を示す薬物である。ACE阻害薬と同等の有用性が示され、ACE阻害薬と比べていくつかの利点があり、特に乾性咳によりACE阻害薬が処方できない患者にはARBが処方される。さらにACE阻害薬に追加することによってもさらなるイベント抑制効果が得られるとされる。

⑤ β遮断薬

交感神経のアドレナリン受容体のうち、β受容体のみに遮断作用を示す薬剤で、臨床的には降圧薬や労作性狭心症患者の狭心症状予防、不整脈、心不全患者の心機能改善や突然死亡、心筋梗塞の心保護などの循環器疾患に対して用いられる。

⑥ 抗アルドステロン薬

レニン・アンジオテンシン・アルドステロン系（RAAS）の最終産物であるアルドステロンは、水・電解質代謝や心不全に深く関与することが古くから知られていたが、近年、抗アルドステロン利尿薬を併用すると重症心不全の死亡率が劇的に低下することが報告され、抗アルドステロン利尿薬による臓器保護効果がにわかに脚光を浴びるようになった。

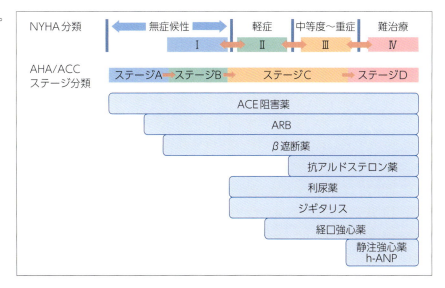

図 9-6　心不全の重症度から薬物治療指針。（文献3より引用・改変）

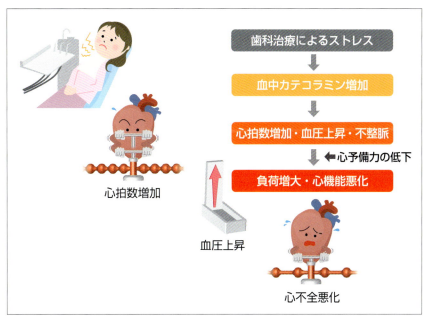

図 9-7　歯科治療のストレスの心不全への影響。（文献7より引用・改変）

3　心不全のステージ別の薬物治療の実際

　図 9-6 に心不全のステージ別に使用される薬を示す。
　ACE阻害薬は、無症候性の心不全や高血圧や糖尿病がある場合には積極的に開始される。
　ACE阻害薬に忍容性の乏しい患者には、ARBが投与される。NYHAⅡ度の患者には、ACE阻害薬に加えてβ遮断薬が用いられる。抗アルドステロン薬は、利尿薬やACE阻害薬が投与されているNYHAⅢ度以上の重症患者に用いられる。

7：心不全患者の歯科治療の問題点

　歯科治療に対する不安や恐怖心、歯科治療中の痛みによる精神的、身体的ストレスは内因性カテコラミンの増加をもたらし、ひいては心拍数の増加・血圧上昇を惹起する（**図 9-7**）。心不全患者では心予備力が低下しているため、これらストレスにより急激に心臓に負荷がかかり、心不全の悪化を招く（**図 9-7**）。
　したがって、歯科治療にあたっては心不全の増悪を極力軽減するような注意が必要であり、また重症度によっては大学病院での厳密な全身管理の下での治療が必要な場合や、歯科治療そのものを回避することもありうるこ

▶▶ 心不全患者

表9-6 心不全の重症度に基づく歯科治療の注意点

重症度 NYHA	運動予備力	歯科治療の注意点
Ⅰ	・普通の活動で呼吸困難、疲れは起こらない。	・安静時の心拍数が正常で、労作時に呼吸困難が出るような程度の場合、正常と同様に考え、治療時間を短く設定したうえで痛みに配慮し、治療を行う。 ・歯科治療に対する恐怖心が強い場合には鎮静法を考える。 ・安静時や軽度の運動で呼吸困難が生じ、心電図で低拍出量が疑われる場合には、抜歯などの小手術は中止し、利尿薬などの投与ののち、循環状態が正常化したのちに改めて治療を行う。
Ⅱ	・軽度な運動で呼吸困難、疲れが出る。階段を2階まで昇ると、昇ったところで一休みが必要である。	
Ⅲ	・普通の活動で呼吸困難や疲れが出る。 ・姿勢はどうでも良いが休むと楽になる。 ・起座呼吸の傾向がある。 ・2階まで一度に昇れず、階段の途中で休息を入れる必要がある。	・モニター下で、できるだけ保存的な治療を行う。 ・鎮静下で歯科治療を行う。 ・治療時間はできるだけ短く設定する。 ・患者が疲労を訴える前に治療を終了する。 ・Air conditionの悪い条件下（高温、多湿）では、抜歯などの侵襲の強い処置は避ける。
Ⅳ	・四六時中呼吸困難、起座呼吸、疲れがある。 ・階段を昇る時、途中で何度も休息を入れる。	・きわめてリスクが高いと考え、基本的には歯科治療は行わない。 ・救急処置が必要な場合、内科医にスタンバイしてもらい、歯科治療を行うべきである。 ・酸素吸入を行いながら歯科治療を行う。

とを十分に認識しておく。

1 心不全患者の問診の取り方

・既往歴から基礎疾患を問診する。心不全の原因は**図9-3**に挙げたようにさまざまであり、それぞれの疾患の経緯、現在の症状の有無、治療内容を詳しく聞く。
・次に問診や薬剤手帳から投与されている薬剤を調べる。**図9-6**のように心不全の重症度に基づいて投薬をされているので、重症度をある程度推定することができる。
・日常生活活動の情報から心不全の重症度（NYHAの分類）を評価するとともに、内科主治医の対診を通して、心不全の重症度、コントロール状態を把握する。また歯科治療の内容を伝え、心不全の増悪の可能性について打診する。

2 心不全の重症度（NYHAの分類）による歯科治療の注意点（表9-6）

基本的には、一般開業医ではNYHAⅠまたはⅡ度の場合のみ歯科治療が可能であり、それ以上は大学病院など厳重な全身管理下での治療が求められる。

＜NYHAⅠまたはⅡ度＞

①安静時の心拍数が正常で、労作時に呼吸困難が出るような程度の場合、正常と同様に考え、治療時間を短く設定したうえで痛みに配慮し、歯科治療を行う。
②歯科治療に対する恐怖心が強い場合は鎮静法を考える。
③安静時や軽度の運動で呼吸困難が生じ、心電図で低拍出量が疑われる場合には、抜歯などの小手術は中止し、利尿薬などの投与ののち、循環状態が正常化したのちに改めて治療を行う。

＜NYHAⅢ度＞

①**モニター下で、できるだけ保存的な治療を行う。**
②鎮静下で歯科治療を行う。
③治療時間はできるだけ短く設定する。
④患者が疲労を訴える前に治療を終了する。
⑤Air conditionの悪い条件下（高温、多湿）では、抜歯などの侵襲の強い処置は避ける。

＜NYHA Ⅳ度＞
①**きわめてリスクが高いと考え、基本的には歯科治療は行わない。**
②救急処置が必要な場合、内科医にスタンバイしてもらい、歯科治療を行うべきである。
③酸素吸入を行いながら歯科治療を行う。

3 　治療中の配慮

①**アポイントは午前中にとる。**
②精神鎮静法やヒーリング音楽など、リラックスした状態での治療を心がける。
③血圧、脈拍、心電図のモニターは必須である。
④局所麻酔薬の使い方は、シタネスト・オクタプレシンを基本とし、必要に応じてエピネフリン・リドカインを併用する（第7章参照）。
⑤起座呼吸のある患者は、座位姿勢で治療を行う。水平位にすると腹部内臓が横隔膜を押し上げ、肺活量を下げ、呼吸困難が一層悪化する。
⑥心室性期外収縮が頻発する場合、心房細動に移行する危険性があるので、キシロカインの静注などの緊急処置が必要となる。
⑦治療中に患者が呼吸困難や疲労を訴えた場合は治療を中断し、ただちに酸素吸入を行う。

4 　服用している薬と投薬に対する配慮

①弁膜症、心筋梗塞、先天性心奇形、重症貧血、肺線維症、甲状腺機能亢進症など、心不全を引き起こした疾患および服用している薬に対する考慮が必要である。
②弁膜症や心奇形では抜歯などの観血的処置後の感染性心内膜炎の可能性があるので、**抗菌薬の予防投与が必要である**（感染性心内膜炎の項（第8章）参照）。
③心筋梗塞の患者では抗血栓薬を服用しているので、**出血に注意する。**
④ジギタリス製剤を服用している患者は悪心・嘔吐を起こしやすいので、嘔吐反射を起こしやすいような処置では注意が必要である。
⑤エリスロマイシン、クラリスロマイシンはジギタリス製剤の作用を増強するので、注意が必要である。
⑥心不全の誘因として、**風邪などの呼吸器疾患による場合が多いので歯科治療は避ける。**

【 8：おわりに 】

　心不全患者は、心機能が低下している。歯科治療は精神的・身体的なストレスが大きく、心機能に大きな負荷がかかるため心不全の増加を招くリスクが大きく、きわめて慎重を要する。
　循環器内科などの主治医との綿密な情報共有はもちろんのこと、緊急を要する歯科処置であっても、その重症度から一般開業医で処置をするのはかなり慎重に行う必要がある。したがって、大学病院の口腔外科などとの連携は必須である。

▶▶ 心不全患者

第9章のまとめ

心不全患者に歯科治療を行う場合のポイント

- ☑ 心不全の重症度（NYHAの分類）からⅠ度ないしⅡ度のみ、一般開業医での歯科治療が可能である。
- ☑ 治療は午前中に行い、できるだけ時間を短くする。
- ☑ 精神鎮静法やヒーリング音楽などを用い、できるだけリラックスした状態で治療する。
- ☑ 局所麻酔はシタネスト・オクタプレシンを基本とする。
- ☑ 治療中に患者が呼吸困難や疲労を訴えた場合は治療を中断し、ただちに酸素吸入を行う。

参考文献

1. 『心不全の定義』記者発表について．一般社団法人日本循環器学会ホームページ，http://www.j-circ.or.jp/five_year/teigi.htm
2. 急性心不全ガイドライン(2011年改訂版)2013年更新版，2013．
3. 慢性心不全治療ガイドライン(2010年改訂版)2013年更新版，2013．
4. Yamamoto K, Burnett JC Jr, Jougasaki M, Nishimura RA, Bailey KR, Saito Y, Nakao K, Redfield MM. Superiority of brain natriuretic peptide as a hormonal marker of ventricular systolic and diastolic dysfunction and ventricular hypertrophy. Hypertension 1996；28(6)：988-994.
5. Durack DT, Lukes AS, Bright DK. New criteria for diagnosis of infective endocarditis: Utilization of specific echocardio-graphic findings. Duke Endocarditis Service. Am J Med 1994；96：200-209.
6. 日本心不全学会：血中BNPやNT-proBNP値を用いた心不全診療の留意点について．http://www.asas.or.jp/jhfs/topics/bnp201300403.html
7. 椙山加綱．心不全患者の歯科治療．In：椙山加綱．有病高齢者歯科治療のガイドライン上．東京：クインテッセンス出版，2013：85-101.

INDEX

英数字

1型糖尿病　**58**
2型糖尿病　**58**
β遮断薬　**80, 109**
ACE阻害薬　**80, 146**
AHA/ACCのステージ分類　**142**
ARB　**80, 146**
ARONJ　**42**
BNP　**144**
BP　**42**
BRONJ　**42**
Ca拮抗薬　**80, 110**
CK　**118**
DOAC服用　**32**
DRONJ　**42**
Dukeの診断　**130**
HbA1c（国際標準値）　**61**
MRONJ　**42**
mTOR阻害薬　**100**
NBTE　**129**
NSAIDs　**98**
NT-proBNP　**144**
PCI　**118**
PTCA　**118**
PTCR　**118**
PT-INR　**26, 30**
RANK　**44**
RANKL　**44**
RANKL阻害薬　**43**
RPP（Rate Pressure Product）　**114**
SpO₂（動脈血酸素飽和度）　**114**
ST低下　**107**

あ

アジスロマイシン　**134**
アズレンスルホン酸　**97**
アセトアミノフェン　**98**
アダラート®　**86**
圧迫止血法　**35**
アドレナリン　**84**
アモキシシリン　**134**
アルキル化剤　**92**
アレンドロネート　**44**
アロプリノール　**97**
安静時狭心症　**108**
安定狭心症　**108**
アンピシリン　**134**

い

易感染性　**17**
イバンドロネート　**45**
易疲労性　**140**
インスリン抵抗性　**60**
インスリン療法　**61**
インプラントの撤去　**102**

う

うっ血性心不全　**106**
埋め込み型除細動器　**130**

え

エチドロネート　**43, 44**
エピネフリン・リドカイン　**112**

お

オクタプレシン　**84, 112**

か

外来化学療法　**92**
拡張期血圧　**74**
かくれ高血圧　**76**
過血糖症　**64**
カテコラミン　**112**
仮面高血圧　**74**

151

カルシニューリン抑制薬　100
カンジダ性口内炎　99
感染性心内膜炎(IE)　126
冠動脈カテーテル造影検査　107
冠動脈硬化性攣縮　108
冠動脈バイパス術　109, 118
冠攣縮性/異型狭心症　108
冠攣縮性狭心症　108, 111

き
起座呼吸　141
逆白衣高血圧　76
急性冠症候群　107, 108
急性心筋梗塞　118
狭心症　106
狭心症の重症度分類　111
狭心症発作　118
局所止血剤　35, 36
局所療法　92
虚血性心疾患　106
起立性低血圧　84

く
クラリスロマイシン　134
クリンダマイシン　134
クロルヘキシジン　97

け
経口血糖降下薬　61
経皮的冠動脈インターベンション　109
血管結紮法　35
血管新生阻害薬　42
血栓溶解薬　28
血栓溶解療法　118

こ
抗アンドステロン薬　146
抗がん剤　92
抗がん性抗生物質　92
抗凝固薬　26, 110

抗凝固療法　26
口腔粘膜炎　94
口腔粘膜炎のグレード評価　96
高血圧緊急症　85
高血圧性脳症　85
抗血小板薬　26, 110
抗血栓薬　26
抗血栓療法　26
抗体製剤(分子標的薬)　100
抗RANKL抗体　42
骨関連事象　43
骨吸収抑制薬　42
骨髄抑制　101
骨組織止血法　35, 36
骨粗鬆症　17

さ
細胞障害性抗がん剤　92
サイレントキラー　74
サワシリン®　135
三尖弁　126

し
ジアゼパム　113
ジギタリス製剤　146
シクロスポリン　101
止血シーネ　38
シスプラチン　93
シタネスト　112
シタネスト‐オクタプレシン　112
周囲縫合法　35
収縮期血圧　74
術後化学療法　92
術前化学療法　92
症候性心不全　143
硝酸薬　109
静脈うっ血　141
静脈血栓症　26
ジルチアゼム　86
心エコー検査　144

心機能分類 **142**

心筋虚血 **106**

心筋梗塞 **106, 115**

心筋症 **142**

心筋トロポニン **118**

心原性脳塞血栓症 **27**

診察室外血圧 **74**

心室性期外収縮 **149**

心室中隔欠損症 **129**

心不全 **118, 140**

診療室血圧 **74**

す

スキャンドネスト® **85**

ステロイドカバー **16**

ステロイド性骨粗鬆症 **19**

ストレス(職場)高血圧 **76**

スリーピング **102**

せ

生化学的心筋マーカー **118**

生体情報モニター **113**

赤色血栓 **26**

セツキシマブ **93**

セファゾリン **134**

セファレキシン **134**

そ

早期高血圧 **76**

相対的虚血状態 **106**

僧帽弁 **126**

僧帽弁狭窄症 **126**

僧帽弁閉鎖不全症 **126**

塞栓法(タンポナーデ法) **35**

ソケットプリザベーション **38**

即効性モルヒネ **98**

ゾレドロネート **43, 47**

た

代謝拮抗薬 **92, 100**

体循環(大循環) **106**

大動脈弁 **126**

大動脈弁狭窄症 **126**

ち

直接経口抗凝固薬(DOAC) **28, 29**

チロシンキナーゼ阻害薬 **42**

て

低血糖症 **64**

デスノマブ **42**

電気凝固法 **35**

と

動脈血栓症 **26**

動脈硬化 **106**

ドクターストップ **86**

ドセタキセル **93**

な

内因性エピネフリン **112**

内因性カテコラミン **83**

に

ニカルジピン **86**

ニコランジル持続静注投与 **115**

二次性高血圧 **78**

ニトログリセリン **112**

ニトログリセリン舌下錠 **114**

ニフェジピン **86**

の

脳血管障害 **75**

脳梗塞 **118**

脳性ナトリウム利尿ペプチド **107**

は

肺うっ血 **141**

バイエルアスピリン **111**

敗血症 **102**

肺循環（小循環）　106
肺動脈弁　126
白衣高血圧　74
白色血栓　26
パセトシン®　135
パナルジン　111
半月弁　126
半座位（Semi-Fowler position）　84

ひ
非細菌性血栓性心内膜炎　129
微小管阻害薬　92
ビスフォスフォネート製剤　42
左心不全　140

ふ
ファドロキシル　134
不安定狭心症　108
副腎クリーゼ　15
副腎皮質ステロイド　100
不整脈　118
プラチナ製剤　92, 93
プロポフォール　88, 113
分子標的薬　92, 93

へ
ベバシズマブ　42
ペルジピン®　86
ヘルペス性口内炎　99
ヘルベッサー®　86

ほ
房室弁　126
放射線併用化学療法　96
ポピヨンヨード　97

ホルター心電図　107
本態性高血圧　78

み
右心不全　140
ミノドロネート　44
脈圧　74

め
免疫抑制薬　100

や
夜間高血圧　76
夜間頻尿　140
薬剤関連顎骨壊死　42

ゆ
有害事象　92, 93
疣腫　128

よ
予防的口腔ケア　101

り
リスク層別化　77
リセドロネート　44
離脱症候群　12
利尿薬　80, 146

ろ
労作性狭心症　108, 111

わ
ワルファリン　26

著者紹介

髙橋　哲（たかはし てつ）

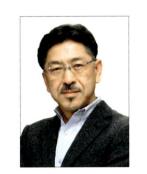

1983年　　　東北大学歯学部卒業

1987年　　　東北大学大学院歯学研究科修了

1987年 9 月　南カリフォルニア大学医学部臨床免疫学・客員研究員

1988年11月　英国ユニバーシティーカレッジ帝国癌基金・客員研究員

1989年 7 月　米国南カリフォルニア大学医学部臨床免疫学・研究助手

1990年 8 月　東北大学歯学部口腔外科学第二講座・助手

1994年 4 月　秋田大学医学部・歯科口腔外科・助手。翌年、講師昇任

2000年 7 月　九州歯科大学第二口腔外科学講座

　　　　　　（現口腔顎面外科学講座形態機能再建学分野）・教授

2012年 4 月　東北大学大学院歯学研究科顎顔面・口腔外科学分野・教授

2016年 4 月　東北大学病院・総括副病院長併任

【主な学会活動など】

日本口腔外科学会・専門医、指導医

日本顎顔面インプラント学会・指導医

日本顎関節学会・専門医、指導医

アジア口腔顎顔面外科学会・エグゼクティブディレクター

国際口腔顎顔面外科学会・アジア代表理事

クインテッセンス出版の書籍・雑誌は、歯学書専用
通販サイト『歯学書.COM』にてご購入いただけます。

PCからのアクセスは…
歯学書 検索

携帯電話からのアクセスは…
QRコードからモバイルサイトへ

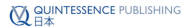

薬を飲んでいる患者への歯科治療
抜歯、インプラント治療を中心に

2019年10月10日　第1版第1刷発行

著　者　　髙橋　哲（たかはし　てつ）

発行人　　北峯康充

発行所　　クインテッセンス出版株式会社
　　　　　東京都文京区本郷3丁目2番6号　〒113-0033
　　　　　クイントハウスビル　電話(03)5842-2270(代表)
　　　　　　　　　　　　　　　　(03)5842-2272(営業部)
　　　　　　　　　　　　　　　　(03)5842-2279(編集部)
　　　　　web page address　https://www.quint-j.co.jp/

印刷・製本　サン美術印刷株式会社

©2019　クインテッセンス出版株式会社　　禁無断転載・複写
Printed in Japan　　　　　　　　　　　　落丁本・乱丁本はお取り替えします
ISBN978-4-7812-0707-0　C3047　　　　　　定価はカバーに表示してあります